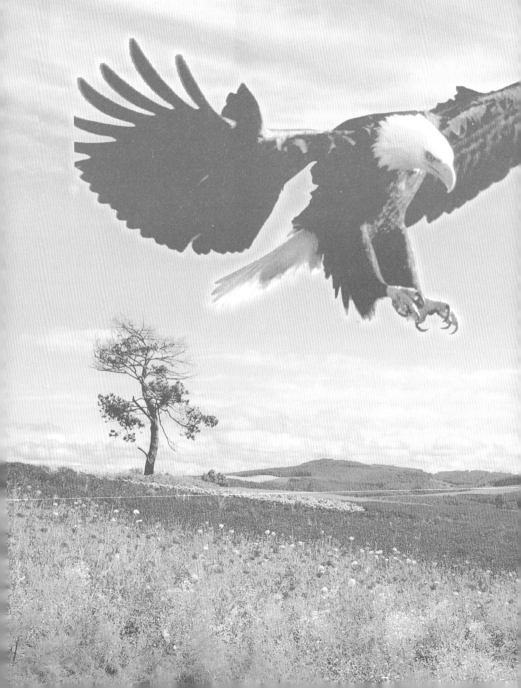

大展好書　好書大展
品嘗好書　冠群可期

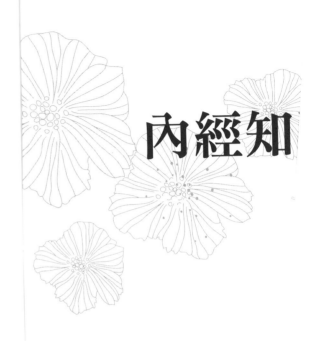

內經知

品冠文化

前　言

　　一瓢子薛生白在清代乾隆甲申年校正重刊，李士材輯注的《內經知要》，其分別注解的文字，完全是文言體材，所注的內容，大體是正確的，足供參考。可惜過於簡略，只能從理論上見到一個輪廓，且未注明實踐的方法，令人仍然摸不著頭腦，依稀彷彿，不能「深、透」地體會它，因此需進一步闡發。

　　參考近人秦伯未氏所寫的語體注解釋本，包括「語釋」、「體會」、「應用」、「補充」等項。這些注釋，係採用通俗的語體裁，深入淺出，新舊並用，使人容易體會，對初步研究內經知要的人，是很適宜的一種參考資料。如果配合李士材、薛生白的舊注，對照起來一看，結合新舊兩種注釋，則體會更深，學可致用了。

　　本書定名為《內經知要述義》，所述是在以上注釋的基礎上，取名章「述而不作」，根據國人體會，重點的再予補充闡發，計寫「重點補充」、「臨床應用」考據意見諸項。至於文字注釋，凡上述諸版已足參考者，則不再贅述了；至於句讀方面，係根據宋代高葆衡的《新校正本》而加以新式標點，使初學者容易閱讀。有些地方，個人體會「高本」圈點得不合適，則另加說明，提出研究意見，試予重新圈點，從這本書編著之梗概，作為凡例，白之於卷首，敬希讀者鑒炤！並賜指正！

編撰者謹識

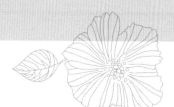

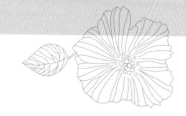

目 錄

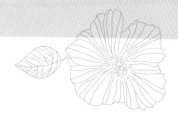

大展好書　好書大展
品嘗好書　冠群可期

壽世養生⑫

內經知要述義

周潛川　著

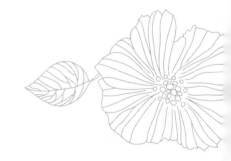

品冠文化出版社

第一章 緒 言

　　凡是學習中醫的人，沒有不知道《內經》的。因為《內經》是中醫學思想體系的基礎，它指導著中醫學的發展以至於今。上下兩千餘年，中醫學對於廣大人民在保健和治療上的貢獻，都以這部經典為根據，而發揮了它的作用，光芒萬丈，照耀古今，成為世界上獨特的醫學理論。從歷史的觀點證明它不是偶然的成績，而是有它精深的內容，有它豐富多彩的物質基礎作理論根據。

　　在國家的中醫政策指導之下，我們學習中醫，繼承中醫學遺產，進而達到中西醫合流創造新醫藥學派的目的。要達到這項要求，則研究的重點，非放在《內經》上面不可。

　　我們在學習中醫時，採取各種方式方法，以學習《內經》，是非常必要的，也是極端正確的。根據學習班的條件和性質，選擇了學習的方法和材料，初步以學習《內經知要》為原則，以期同好們奠定學習《內經》的基礎，而在未來的自學中，可以在這個基礎上去作「深」、「透」的鑽研，循著這條正確的道路去邁進，則光明的學習前途，肯定的必有收穫了。

　　現在，把有關學習內經知要的資料，分條寫在後面：

一、什麼是內經

內經是與「外經」相對而言的。因為古代另有一種經典著作叫做《外經》，是專論外科截除手術的，可惜早已失傳。現在所留傳的外科，僅是一點餘緒，而獸醫的閹割技術，一般的外科已不能兼而習之，各自分途了。

按：內經與外經相對，是專論人體五臟六腑，以及筋骨皮肉等等，而以陰陽五行立論，闡述人體內在的「氣化」和「經絡」的一項專門著作。所謂向內推求「內景」的所以然，同時又結合人體與自然界的關係而立論，而為中醫學的根本理論的出發點。

二、《內經》的內容

《內經》包括《素問》九卷，《靈樞》九卷，共一十八卷，各有八十一篇論述。現在通行的《內經》刊刻本，是唐代寶應年間的王冰，據原來的《素問》九卷，加以整理的，分為八十一篇，二十四卷。宋代的高保衡等，在嘉祐年間又奉詔校正的。至於原來的《靈樞》九卷，則從古到明代，並無注釋，僅由唐代王冰分為十二卷，宋代的史崧又分為二十四卷。後來明末的馬蒔（字仲化，會稽人）又合為九卷，並且為之注釋，與素問互相對照援引，其考證訛誤，頗有精到的地方，可供參考。

學習《內經》，必須把《素問》和《靈樞》結合起來，貫通體會。因為有些人觀點錯誤，以為靈樞只論針刺，秉而不習，以致學習兩經難以入門，術難精湛。

《素問》八十一篇，採用問答體裁，隨問隨答，頭緒紛繁，很難摸清它的線索，所以令人頭疼，不易體會。

《靈樞》的內容，雖然仍用問答體裁，但比較有系統，大體渾全，綱領明顯。細目比較具體，不十分纏複。

因此，把它們貫通起來學習內經，才會有收穫。

三、《內經知要》的內容

《內經知要》係明代李士材（明末華亭人，名中梓）就《內經》的記載，選擇其中主要的部分，作為學習入門的材料，提出了八篇摘要的文章，計有道生、陰陽、色診、脈診、藏象、經絡、治則、病能等八項，等於《內經》的縮影，可以得出一個概念。

這本書經過清朝薛一瓢（名雪，字生白）等的注校，但仍不通俗。我們這次學習選用近來秦伯未先生的語體注釋本，再從這基礎上予以發揮，則更明顯這勾畫的線條，容易體會了。

四、《素問》的釋名

唐代王冰詮注《內經》，沒有把素問的意義解釋清楚。同時他的詮釋，每見錯誤，所分二十四卷次序亦有顛倒，是一種大缺點。晉代的全元起注解《素問》：「素者，本也。問者，黃帝問岐伯也。方陳性情之源，五行之本，故曰素問。」這樣籠統的注解，很難令人滿意。

諸家解說中，當以《乾鑿度》（《易緯》之一種，凡二卷，今本為鄭玄注）所說為可從。他說：「夫有形者生

於無形，故有太易、太初、太始、太素也。太易者，未見
氣也。太初者，氣之始也。太始者，形之始也。太素者，
質之始也。形氣質俱，而痼疾由是萌生，蓋生為死之機
也。故黃帝問質之始，以求治病之道，長生之術，素問之
名，由此而立。」

五、《靈樞》的釋名

「靈樞」的意義，以馬蒔「注證發微」所解釋的為正
說：「樞為門戶合闢所繫，而靈乃至神至玄之稱。」

六、《內經》的考據

《內經》在《漢書・藝文志》裏，載有《黃帝內經》
十八卷、《外經》三十七卷，《扁鵲內經》九卷、《外經》
十二卷，《白氏內經》三十八卷、《外經》三十六卷，《旁
篇》二十五卷。

《隋書・經籍志》載有《黃帝素問》九卷、《黃帝針經》
九卷。

《舊唐書・經籍志》載有《黃帝三部針經》十三卷、
《黃帝素問》八卷、《黃帝針經》十卷、《黃帝九靈經》十
二卷、《黃帝內經太素》三十卷（隋楊上善撰。在南宋金
元之間佚亡已久，後由清代楊惺吾氏在日本抄回國內，影
印成書。考日本在唐代僖宗光啟三年，即日本仁和三年，
自中國得去。其書高七寸五分，每行十六七字不等。計缺
第一、四、七、十六、十八、二十、二十一，等七卷。又
殘缺一卷，共十三紙，是很好的一部書，與素問對照著參

考，可以發現很多研究的材料）。

《宋史‧藝文志》載有《黃帝內經素問》二十四卷（唐‧王冰注）、《素問》八卷（隋‧全元起注）、《黃帝靈樞》九卷、《黃帝針經》九卷、《黃帝灸經明堂》三卷、《黃帝九靈內經》五卷。

根據這些材料，可見漢志裏有內經，而沒有素問。隋志有素問、針經，而沒有靈樞。唐志有針經、太素、明堂、九靈經，而沒有靈樞。宋史才有靈樞的記載。

七、《素問》的考據

晉代皇甫謐的《針灸甲乙經》，把《針經》九卷《素問》九卷，當漢志的《內經》十八卷。唐代的王冰素問注，也把《素問》九卷、《靈樞》九卷，當漢志的《內經》十八卷。

晁公武《郡齋讀書志》則說：「素問者，以素書黃帝之問，猶言素書也。先因第七卷亡佚，唐王冰獲得舊本，又為詮次注釋，凡八十一篇，分為二十四卷。」

陳振孫《直齋書錄解題》則說：「此固出於後世依託，要是醫書之祖也。宋嘉祐中林億、高保衡等奉詔校訂補注，頗採全元起之說附見其中。」

高承《事物紀原》則說：「黃帝命雷公、岐伯，教製九針，著內、外經，《素問》之書出焉。」

滑壽《續素問鈔》則說：「《素問》者，黃帝與岐伯、鬼臾區、伯高、少師、少俞、雷公六臣，平素問答之書，即本紀所謂咨於岐伯，而作內經是也。」

顧從德《重雕素問序》則說：「今世所傳《內經素

問》，即黃帝之脈書。」

褚澄《遺書》則說：「《素問》之書，成於黃岐，運氣之宗，起於素問。」

沈作哲《寓簡》則說：「《內經素問》，黃帝之遺書也。」

杭世駿《經史質疑》則說：「《內經》劉向編七略之時已有之，秦焚詩書，《內經》以方術得存，其書深奧精密，非後人所能偽記。」

林億在《針灸甲乙經》序中則說：「《素問》、《針經》、《明堂》三部，非黃帝書，似出於戰國。」

邵雍《皇極經世》則說：「素問陰符，七國時節也」。「《二程全書》則說：「戰國時人作」。

朱熹《古史餘論》則說：「至於戰國之時，方術之士，逐筆之於書，以相傳授。」

胡應經籍會通則說：「周、秦之際，上士哲人之作，其徒欲以驚世，竊附黃、岐耳。」又說：「《素問》精深，陰符古奧，雖非軒轅之際，亦非秦後之書。」

桑悅《素問鈔》則說：「《素問》乃先秦戰國之書。」方以《智通雅》則說：「《靈樞》、《素問》，皆週末筆。」

魏荔彤在《傷寒論本義》序則說：「軒、岐之書，類春秋戰國人所為，而托於上古。」

司馬光《與范景仁書》則說：「素問，周、秦、漢之間，醫者依託以取重耳。」

姚際恒《古今偽書考》則說：「王冰以《素問》、《靈樞》當內經十八卷，實附會也。或後人得內經而衍為素

問？亦未可知！漢志陰陽家有高帝泰素，此必取此素字，又以與岐伯相問，故曰《素問》。後世宗之，為醫家祖。然其言實多穿鑿，其中言多黔首。又藏氣法時曰詮半，平旦、日出、日中、日昳、下晡、不言十二支，當是秦人之作。又有言歲甲子，言寅時，則又漢後人所作。故其中所言，有近古之分，未可一概論。」

方孝孺《遜志齋集》則說：「《內經》出戰國秦漢之人，其書雖偽，其文近古。」

郎瑛《七修類稿》則說：「宋聶吉甫云：既非三代以前文，又非東都以後語，斷然以為淮南王之作，予以鴻烈解中內篇文義實似之。」

祝文彥《慶符堂集》則說：「《內經素問》，確為秦以後書。」

劉奎《瘟疫論類編》則說：「內經多係後人假託，半似秦漢文字。」

王炎《運氣說》則說：「《素問》乃先秦古書。」

陳繹曾《文章歐治》則說：「《素問》善議論理明，故枝節詳盡，而辯論精審，先秦書皆然。」

朱載堉《樂律全書》則說：「素靈二經，乃先秦古書，三代名醫所相授受。」

紀曉嵐《四庫提要》則說：「後漢張機《傷寒論》引之，始稱素問。晉皇甫士安《甲乙經序》，亦稱素問。則素問之名，起于漢晉間矣。故《隋書‧經籍志》始著錄。然所載只八卷，全元起注已缺第七卷，王冰為寶應中人，乃自謂得舊藏之本，補足此卷，宋林億等校正，謂天元紀

大論以下，卷帙獨多，與《素問》全篇絕不相通，疑即《傷寒論》所稱陰陽大論之文，王冰取以補所亡之卷，其刺法、本病二論，則王冰本亦缺，不能復補矣。」

根據上述的材料，統計各家的意見，《素問》這部古典著作，在時間上不是一個時期的產品，也不是一兩個人所寫成的。可以肯定它是自有史以來，我們的祖先與疾病作抗爭，觀察所謂「天、地、人」的一切有關人體，而經過若干年的實踐，從經驗累積中逐漸的發展而逐漸地累積起來，才總結成這一部分。

八、《靈樞》的考據

晉代皇甫謐的《針灸甲乙經》、王叔和的《脈經》、唐代的王燾《外台秘要》所引用的「九卷」，係指《針經》而言的。唐代王冰注《素問》也引用《針經》，同時又稱《靈樞》即是漢志《內經》的十八卷中的九卷。《素問·八正神明論》說：「先知針經。」《靈樞·九針十二原》篇所說：「先立針經。」則《針經》的名稱和書已是很古了。王冰注《素問》，雜稱《靈樞針經》，混淆不清。

金代的成無已注《傷寒論》，則稱《針經》。林億、高保衡等又說《針經》即隋志的「九靈」（皆按唐志所載）。

明代馬蒔《靈樞注證發微》則說：「樞為門戶闔闢所繫，靈乃至神至玄之稱。」

趙希弁《郡齋讀書後志》則說：「或謂好事者於皇甫士安所集內經、倉公論中抄出之，各為古書也。」

王應麟《玉海》則說：「隋楊上善序，《靈樞》凡八

十一篇，針經九卷，大抵同，亦八十一篇，《針經》以九針十二原為篇首，《靈樞》以精氣為篇首。又問有詳略。王冰以針經為靈樞。故席延賞云：靈樞之名，殆最後出。」（現今通行本《靈樞》，係以九針十二原為篇首。甲乙經則以精氣為篇首。）《宋史・哲宗紀》則說：「元祐八年，詔頒高麗所獻黃帝針經於天下。」

江少虞《宋朝事實類苑》則說：「臣寮言，此書久經兵火，亡失幾盡，偶存於東夷，篇秩具全。」日本的丹波元簡則說：「林億校正素問，在仁宗嘉祐之年，不及見之。故注云《靈樞》文不全。」又說：「靈樞、九靈、九虛，皆出黃冠道家所稱，九卷針經，乃為舊題。」

元代呂復《群經古方論》則說：「王冰以九靈更名靈樞，謂即針經，苟一書而二名，不應唐志別出針經。靈虛注，乃扁鵲大玄君所箋，世所罕傳，宋季有靈樞略一卷，今亦毀沒。」

徐常吉《諸家要旨》則說：「後漢涪翁著針經，診脈法，授程高，高傳郭玉。」

杭世駿《道古堂集》的《靈樞・跋》則說：「九靈是九靈，針經是針經，不可合而為一。王冰以九靈名靈樞，文義淺短，不類素問。又似竊取素問之言，而鋪張之，為王冰偽論可知。後人莫傳其書，唐寶應至宋紹興，史崧乃雲，家藏舊本靈樞九卷，未經高保衡、林億等校定，孰能辨其真偽？」

紀曉嵐《四庫提要》則說：「李杲精究醫理，而使羅天益作類經，兼採素問靈樞。呂復亦稱學者當與素問並

觀，其旨義互相發明。蓋書雖偽而言則綴合古經，具有原本。譬之梅頤古文雜採逸書，聯成篇目，雖只悟漏。贗托顯然，而先王古訓，多賴其搜集以有傳，不可廢也。」《漢志・諸子略考》則說：「素問為西漢以前書，是否即漢志內經？無從證明。靈樞殆魏晉後作也。」

日本丹波元簡的《靈樞》則說：「《素問》語言深，《靈樞》淺較易，皆成於眾手。」

根據上述的一些材料，則對於靈樞的考據，不難得到一個輪廓。在諸家的意見中，我個人的意見同意紀曉嵐和丹波元簡的說法。

九、學習《內經》的鑽研方向

《內經》的學術觀點和理論的體系，是一個樸素的唯物論，而以陰陽五行論為綱領，運用為辨證施治的法則。掌握了一套五行的分析方法和陰陽的歸納方法，以處理人體陰陽盛衰的矛盾，而以補偏救弊，達成平衡為目的。

因此，陰陽五行的理論，非搞通不可，而單在內經裏去挖掘，局限於一隅之地，是不合邏輯的。所以應該擴大挖掘的面積，從四面八方去搜集材料，才能解決這問題。同時，陰陽五行的學說是中國獨特的東西，它指導了各方面的思想和學術，有史以來的學術發展與它不可分離。故不僅醫藥二端，要徹底弄清它和挖掘它，最豐富的寶庫，莫過於道藏和佛藏。

其次是周秦諸子的著作。應該向這幾方面去進軍。李時珍寫了一部《本草綱目》，參考諸家八百餘種著作，就

可以證明太不簡單了。

十、理論搞通，還得從事實踐

單是搞通了內經理論，任你如何淵博高深，也只能算一個半缸水。因為不體會實際的氣化論、經絡論，在人體上究竟是啥滋味，僅憑口說，等於「盲者說色」。

瞎子說顏色也能如數家珍，說得頭頭是道，而真的給他紅色白色，他一點也分辨不出來。所以要貴在實踐。實踐自然是要把理論和經驗結合起來，但實踐也得分個「內」和「外」。

所謂外也者，是單靠病員的外在的象徵，而運用於治療法則。這種實踐，固然可貴，但只能鑒其外像的一部分，而不真實瞭解內景的所以然。所以古人名曰「相似覺」，還不夠上工的條件。

所謂內也者，是運用內經所說的道生方法，用「內視工夫」在自身上去體會證明理論的正確性，從而推己於人，以知疾苦的所在，和臟腑互相關係的影響。這樣才是真正的從實踐中體會了內經。

經絡論在針灸的子午流注，在內科的表裏傳變等等理論中，古人都是用「內視方法」而發現的東西，不是解剖死屍所能瞭解的，這是與西醫的理論出發點的根本不同之處。因此研究內經和學習中醫，須得進一步研究和實踐內視的方法，才能成為上工。

試讀古代名醫大家，每個人的著作裏，都多多少少記載有「內視功夫」的文字，而且教病員如何練功，能收到

藥餌和功夫合一療效。這可以證明古代名家，都懂得內經所說的道生的某些方法。從實踐中真正體會了內經。

又觀察病員中的關節炎之類的人，他對於自然界的影響體會很深刻，例如天未下雨，前兩三天他即預知要下雨了。同時他疼痛的地方，即是經絡論的經道路線，也是很正確的針灸穴道。病員雖然不懂內經，而這一切體會，確實是屬於內經範圍的。

如此學習內經，在我個人的體會，一定有很好的收穫。

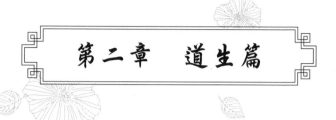

第二章 道生篇

上古天真論

【正文一】

夫上古聖人之教下也，皆謂之：虛邪賊風，避之有時，恬惔虛無，真氣從之，精神內守，病安從來？（出《素問》）

【重點補充】

根據這段經文來看，明白的告訴我們，古人立論的意義，有一個重點——「教」人注重保健，防止生病，也就是等於預防為主的意思。又明白的「教」人對於「虛邪賊風」要「避之有時」，所以「教」人要掌握「避」的方法。緊接著下文所說的「恬惔虛無，真氣從之，精神內守」是為方法的總綱。

這項綱領，是養生家的最高原則，在這項原則指導之下，創造了一套完整而又系統的方法，「教」人掌握如何恬惔虛無，如何真氣從之，如何精神內守。運用這一系列的方法去「避」虛邪賊風，而達到「病安從來」的目的。

這種方法就是舊說的「養生之道」，或者「養生之術」，也就是道生篇的本義。

養生之道，歸納為「修命」和「修性」兩大類。在方法上來分類，則分為「動功」和「靜功」兩種。在下文裏所說的「真人」、「至人」、「聖人」、「賢人」四種人，他們各個掌握了一種「養生」的方法，因運用的方法不同，有精、粗、大、小、內、外、動、靜的分別，所以把它的作用和功效，分做四種類型。也就是說明各個人對「養生」方法，運用功夫的程度的等差。

所謂的養生之道，各種方法，包括「吐納導引」、「熊經鳥伸」等等「動」、「靜」的功夫，這些方法即流傳到今的「氣功療法」。

如何更進一步對「練氣」做研究，可以參考佛家的大安槃守意經、小止觀、摩訶止觀。又可參考道家的《道藏》裏面的「洞神之部」自「盡」字號起，到「命」字號為止，共二十一大部，對練氣的研究有三十二種之多，都是很好的材料，也是我們挖掘的對象。

一、養生之道，最主要的方法是運用人體內在的「真氣」。所謂「練氣」或者「養氣」的功夫，用來抵抗虛邪賊風的侵害，而以「祛病」和「延年」為目的。也就是保健和治療的意思。

二、關於「氣」界說，根據舊說的理論分類，分做「內」、「外」二種。

（一）人體內在的氣又分做兩種：屬於先天的，名叫「真氣」；屬於後天的，名叫「穀氣」。先天的真氣是五臟

和六腑的本能與能所。後天的穀氣是五味的化合與五性的營養。可以用下列公式來表明它：五臟能所＋六腑所能＝真氣。五性營養＋五味化合＝穀氣。真氣＋穀氣＝人體內在的氣。它在人體內部，四肢百骸，臟腑肌膚，有一定的軌道，不斷地循環回流，它所經過流注的一定軌道，名叫「經絡」，它所交會出入的孔道，名叫「穴道」，這是中醫學經絡論的基礎。

（二）自然界的氣，單獨對於人體的作用而言，是屬於外在的，也是後天的，叫做「大氣」。也有「清」、「濁」之分。以新鮮空氣為清，山嵐氧氣為濁。如果以四時季節的「常」、「變」而言，又分做「正氣」和「邪氣」。適應春溫、夏熱、秋涼、冬寒的「正常」標準者，名叫「正氣」。反而言之，不適應四季的正常標準，而為「非常」的氣候者，例如夏應熱而反涼，春應溫而反大熱，則名叫「邪氣」。又自然界的氣，對於人體能夠引起疾病，推究它所觸發的病變之源，則又分為風、寒、暑、溫、燥、火六種，名叫「六氣」。

（三）關於人體的真氣和濁氣的運用，只在養生的方法上而言，有「吐故納新」、「呼吸導引」的口訣。依照呼吸吐納的方法，能夠發生導引「真氣從之」的作用，也就是能夠主動的指揮真氣運行，調劑全身氣運的平衡，使身體健康，則邪氣不能犯，而疾病不生了。

（四）氣的呼吸的方法，分做「順呼吸」和「逆呼吸」兩種。① 照一般的習慣一呼氣丹田（即小肚皮）凹進去，一吸氣丹田鼓起來，這叫做順呼吸；② 與此相反的一呼丹

田鼓起來，一吸丹田凹進去，則叫做逆呼吸。這樣一呼一吸，結合它作用叫做「息道」。運用息道的方法，能夠達到「真氣從之」的要求和「病安從來」祛病延年的目的。

（五）氣的順、逆呼吸，又分做九種吐納的方法。這九種方法是有操作程式的，需要經過相當時間的鍛鍊，循序上進，才能逐步地運用，即舊說所謂「火候」的分別。它的作用，先求真氣運行，循環全身，充沛盈滿，從而求得平衡為原則。如果能把真氣運用到真正的平衡，好像天平似的，兩端一點也不多不少，則會在自然的規律下，表現天平的平衡狀態，一點也不動不偏了。運用真氣能達到「精神內守」的道理，也與此相同。因此，九種運氣的方法，練習到最高境界，能夠使人呼吸的氣，細如吐絲，若有若無，甚至呼吸停止。真正做到「虛無」的境界，或者真氣「歸元」的境界，都是「精神內守」功夫。

（六）真氣內景運行示意圖（圖 2-1）。

關於真氣的運用，除了避免虛邪賊風的侵害，可以獲得保健和治療的效果之外，它在醫學上還有一個很大的用處。即古人運用「精神內守」的方法，這種方法名叫「內視」功夫。

把思想高度地集中，去體會真氣運行的正常軌道，從實踐中的經驗累積，把這些真氣流注的情況和運行的路線，用分析方法，分別記錄下來，又用歸納的方法，把它統一起來，於是，就成立了一套完整的手足十二正經和奇經八脈的「內景經絡圖」。又把手經統屬在足經的情況記錄下來，正經和奇經的溢滿調節的情況也一併記錄下來。

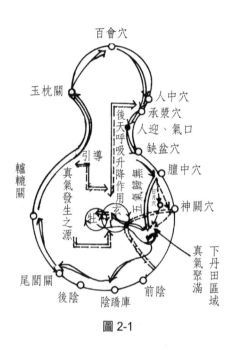

圖 2-1

　　於是，創造了一套精湛的人體「經絡論」。又把五臟六腑在陰陽十二時中，逐時交替流注循環的情況，也一併記錄下來。從寅時由肺經開始，到丑時肝經終止，如此流注，週而復始，晝夜不息。於是，創造了一套「時」、「空」兩胲的「子午流注論」，奠定了針灸科和導引科的基礎。

　　古人運用內視的方法，在自己身體內部體會了真氣運行的正常規律之外，又從而體會與自然界「六氣」作抗爭的情況，仍從經驗累積中，發現了疾病在人體「傳變」的情況，也獲得了一套規律。於是，又創造六經傳變的辨證施治方法和理論，奠定了內科的基礎。《傷寒論》和《金匱玉函》的六經立論，都是根據這個基礎而演繹的作品。

【臨床應用】

一、保健方面：

照著「動」、「靜」的方法去練習，能收到身體健康的作用，可以學習。

二、治療方面：

根據患者的病況，所謂陰陽虛實的辨證，診斷切合他的需要，而選用適當的方法，不能死板地用一種方法去施行治療。可以向氣功療養院或精通這門方法的老師，提出專門的研究和學習。

三、療效方面：

運用養生之道，不拘用在保健或者治療，抑或自己使用或教病員使用，都能達到良好的結果。誠如《素問》所敍述「是以志閒而少欲，心安而不懼，形勞而不倦，氣從以順，各從其欲，皆得所願。」

四、診斷方面：

我們學習內經，首先要學會真氣運行的方法，自己從實踐中真正地體會了「內景」的所以然。則對於經絡的分佈，氣脈的流注，三陰三陽，奇經八脈，一切的虛實盈虧，都會瞭若指掌，洞若觀火。從而運用這種體會所得，去診斷患者的病源之所在，也等於掌上觀紋，肯定會診斷得十分正確。例如診斷「內因」症候，假定患者「善怒」則知其「氣」必然「上升」，而且升到「巔頂」。同時其「氣」橫走心經，入於心包絡，血脈賁張，不能自制。而且深深地體會這種氣機發自肝臟，出於「期門」，橫於「膻中」。真氣流行的滋味，有似流行之竄，非常難受。根據上述的

體會，對於這種類型的患者，自然會正確的診斷他是肝臟受病為本，心臟受病為標。既然「辨證」明確，則「施治」的方法，也因之而正確了。

又例如診斷「外因」症候，假定患者的頭疼在後腦，則知其為太陽經症，頭疼在兩側，則知其為少陽經症，頭疼在前額，則知其為陽明經症，頭疼在巔頂，則知其為厥陰經症。因為我們在實踐中，體會了經絡的軌道規律，氣脈在人體中的運行。三陽經和厥陰經在頭部的路線，確是這樣分道流行的。以自己體內的情況，推之於患者的身上，是同類相等的道理。

其餘內因、外因、不內不外因，百病的診斷，據上例類推，配合望、聞、問、切的診斷方法，不難得著要領了。

五、導引術按蹻方面：

精通養生之術，運用在臨床方面，還有一種很精彩的方法，這種方法叫「導引按蹻術」。運用這種手術，能夠調整患者的氣脈，使他痞滯者得以流通，流注岔錯者能以還原歸經。尤其對於救治氣功療法出了偏差的患者，能夠在臨床上收到立竿見影的療效，在舉手之間，可以解決問題。這是值得我們學習和挖掘的東西。

六、導生的學理和養生之術的一切方法，在現代的科學研究之下，已初步使用「經絡探測器」，初步證明了經絡論和氣化論的正確性，證明了中醫學的獨特和優越性，也證明了與西醫解剖學的神經系統理論，二者的出發點和體系的不同之處。

上海氣功療養院和上海第一醫學院生理教研組氣功研

究小組透過協作，已初步地用科學儀器，證明了這種方法是科學的。

我們根據這些已知的基礎，從事挖掘、整理、繼承，再從而發揚它，是有必要的。

【正文二】

上古有真人者，提挈天地，把握陰陽，呼吸精氣，獨立守神，肌肉若一，故能壽敝天地，無有終時，此其道生。中古之時，有至人者，淳德全道，和於陰陽，調於四時，去世離俗，積精全神，遊行天地之間，視聽八達之外，此蓋益其壽命而強者也，亦歸於真人。其次有聖人者，處天地之和，從八風之理，適嗜欲於世俗之間，無恚瞋之心，行不欲離於世（被服章），舉不欲觀於俗，外不勞形於事，內無思想之患，以恬愉為務，以自得為功，形體不敝，精神不散，亦可以百數。其次有賢人者，法則天地，象似日月，辨列星辰，逆從陰陽，分別四時，將從上古合同於道，亦可使益壽而有極時。（出《素問》）

【重點補充】

一、所謂真人、至人、聖人、賢人，四種類型的人，是古代懂得養生之道的養生家，就他們的程度深淺而分類言之的。其實同我們還是一樣的人，不過他們研究養生之道，而且從實踐中去體會養生的一切方法，能夠達到治療和保健的目的而已。根據他們所掌握的方法和實踐功夫的深淺，給予他們一種評價，把他們分做四種程度上的差

別，等於我們用百分制考試一樣，六十分算及格，一百分算最優等，總而言之，是評價的四種標準而已。因此，我們能懂得養生之道，人人都是真人、至人、聖人、賢人了。如果把他們看成是一種神秘的人類，例如神仙、菩薩之流，則是迷信妄說，完全沒有道理和根據了。

二、所謂真人等四種典型的養生家，分析他們所掌握的養生方法，雖然各個不同，其不同之處，也就是他們程度深淺的基本原因。而歸納起來，則他們有一個共通之點，都不離「陰陽」的運用，運用陰陽的綱領，又分析如下：

（一）「呼吸精氣」。

（二）「獨立守神」、「積精全神」。

（三）「調於四時」、「分別四時」。

（四）「適嗜欲於世俗之間」。

（五）「以恬愉為務，以自得為功」。

三、根據經文的內容來分析、很明顯地看出古人養生的方法，對於陰陽的運用，可以分別如下：

（一）對於人體內景方面：

採用呼吸吐納，導引氣脈的方法，以調整臟腑氣脈循環流注的平衡。即經文所謂「一」、「和」的意思。在不斷發展與進化中，從實踐裏總結了各種呼吸方法。所謂「息道」，所謂「動功」、「靜功」等等方法。

呼吸吐納的「氣」，古人很明確把它分做陰陽二氣，這種分法，又分兩類：

① 先天的真氣，在人體內部流注循環，是為陽氣，

又被認為是「純陽」的氣。後天的吐納呼吸，是為陰氣，又被認為是「天地的大氣」。

② 後天呼吸的氣，又有陰陽的分別，張口哈氣，氣是熱的，是為陽氣。撮口吹氣，氣是冷的，是為陰氣。

（二）關於自然界外景方面：

對四時氣候的變化，掌握了適應的規律，創造了一套四季攝生的理論和方法。對衣、食、住、行在日常的生活中和勞動中，與自然界的一切事物結合運用，有很詳細的「所宜」與「所忌」的方法。

（三）關於精神修養方面：

古人的養生之道，最注重精神的修養，所謂的「獨立守神」、「積精全神」是他們的最高要求。採用「呼吸精氣」等方法，以達到這項要求，也就是為了要求清清靜靜的真正休息。這種方法，後來流而為「靜坐」的濫觴，但這種觀點，後來在某些方面發展偏向為唯心的迷信，則是一種誤解。

秦注體會一欄裏說：「所以勸導避免精神刺激，間接保護形體的損害。這個觀點，是極堪注意的。」我個人同意這項體會，因為精神這個東西，是一切事物強弱的象徵。不特對於形體有影響，而且可以從這裏推演到「精神病」的專科研究。其次對於各種「實症」、「虛症」在臨床上可以觀察出來。

【臨床應用】

我們對這四種養生家的標準，如果有深透的研究，則

在臨床診斷有很大的幫助。

例如望診：望見患者「眼光無神」，知道他必屬陽虛症。「眼神外露」，必是陽有餘的實症。「寒肩冒胸」肯定是氣實的胃疼證。「兩顴發赤」必定是肺病。

例如切診：「六脈無神」必定是大虛症候。「太淵脈」見「結脈」或者「代脈」必是心臟有病。

例如聞診：聽患者的呼吸，「不及肝腎」，必是下虛上盛的症候。

又例如問診：問患者的飲食起居、生活習慣、勞動情況，可以推知其觸犯了養生之道的「所宜所忌」的那些條文，因而引起病變，供全面診斷的資料。

因為這些現象，都與所謂的真人、至人等的形體表現是相反的。真人、至人的形體象徵，是「肌肉若一」，「視聽八達之外」，「形體不敝」，「精神不散」。

正文的考據，根據宋代高保衡的「新校正本」的注釋，認為「被服章」三字，「疑係衍文」，「上下文不屬」。這項意見，我個人是同意的。因為，細細推敲，這三個字橫梗在當中，實在文義不通。必然錯簡、誤列在此，否則應當還有幾個字連貫起來，才與上下文相通屬。二者必居其一。根據這種理由，所以我認為「新校正」的考據是正確的。

其次，「視聽八達之外」誤「達」字成「遠」字，應當改正為「達」字。

四氣調神大論

【正文一】

春三月，此謂發陳。天地俱生，萬物以榮。夜臥早起，廣步於庭，被髮緩形，以使志生，生而勿殺，予而勿奪，賞而勿罰，此春氣之應，養生之道也。逆之則傷肝，夏為寒變。奉長者少。

夏三月，此謂蕃秀。天地氣交，萬物華實。夜臥早起，毋厭於日。使志無怒，使華英成秀，使氣得泄，若所愛在外。此夏氣之應，養長之道也。逆之則傷心，秋為痎瘧。奉收者少，冬至重病。

秋三月，此謂容平。天氣以急，地氣以明。早臥早起，與雞俱興。使志安寧，以緩秋刑。收斂神氣，使秋氣平。無外其志，使肺氣清。此秋氣之應，養收之道也。逆之則傷肺，冬為餐泄。奉藏者少。

冬三月，此謂閉藏。水冰地坼，無擾乎陽。早臥晚起，必待日光。使志若伏若匿，若有私意，若已有得，去寒就溫，無泄皮膚，使氣亟奪，此冬氣之應，養藏之道也。逆之則傷腎，春為痿厥。奉生者少。（出《素問》）

【重點補充】

一、這一段經文的主要意義，重點說明人們在四季氣候裏的攝生方法和與自然界接觸的五行生剋關係，以及違背這種規律所發生的病變，也就是推究氣候與生理結合後

向應用的五行生剋的病理學。

　　秦論的「體會」和「應用」兩項，簡明扼要，有獨到的見解，我們應當細細地體會它。另外配合薛注的舊說，使其珠聯璧合，則研究這段四氣調神論的精要，可以進一步地體會了。

　　二、單說四季與四氣的含義，有兩種意思：

　　一個是說春生夏長、秋收冬藏的作用和象徵。一個是說春暖夏熱、秋涼冬寒的本體性能，即舊說所謂「體」「用」不二，而又「體」「用」非一的道理。

　　其次就四氣調神內景的運用方法而言，根據內景功夫練氣的口訣，則順應春夏秋冬四氣的本性和作用，而配合練氣的方法。這種方法也分做四種，所謂「升」「降」「開」「合」，以分別配合春夏秋冬四季的四氣，從而內練心、肝、肺、腎四臟，只有脾臟屬土，位居中央，而土的本性是旺於四時，所以不單獨練它。同時土生萬物，四臟都受脾土生氣的灌溉，只要順應四季的四氣，把心、肝、肺、腎調養好了，則脾土與它們的關係，也隨之而調養平衡，即所謂「不調之調」、「不治而治」的道理。這種理論，不特是養生之道的根據，也是內經辨證施治、子母生化、五行剋制的精湛之處。因此，這段經文四氣調神的理論，獨不及脾臟。

　　三、又就春夏秋冬的四氣，配合「升」、「降」、「開」、「合」四氣的運用而言，則有四種口訣，照這些口訣去配合四季的四氣，能夠收到四氣調神的啟用。這種配合的方法，在養生之道的理論中，叫做「吐納導引」，「呼吸精

氣」，而屬於「內、外、九氣」合一運用的方法之一。

　　現在把這種方法，概要介紹如下，以供同好們學理的研究和實踐的參考。

　　（一）春三月是發陳的生氣，氣的本性是上升的。因此，應該配合內景練氣的「升」氣方法，即在練氣時採用「嘶」字口訣。這口訣的操作方式，把牙齒輕微地扣攏，嘴唇微微地張開，上唇略帶點用力的滋味，把「人中穴」和「兌端穴」微微地繃開，貼著上齦的「門牙」，門牙縫中有一個穴道叫做「齦交」，是「督脈」的終點。同時把下唇向下微微地反捲，使任脈的「承漿穴」得到適量的封閉。照這方式操作妥當，能使督脈、任脈、衝脈的作用，發生「升」氣的功能，而且能自動調節「升」氣的需要量，因為這幾個穴道，關係經絡交會與循環的度數。

　　先把上述的操作方式運用妥當之後，隨即進行「升」氣的方法，發出「嘶」字的音韻，向內吸氣，這「嘶」字音要念得細長而又柔和，不能大聲地唱念，只限於自己的耳朵能聽見為度。（嘶，讀 ㄙ → → →）這樣升氣，氣即會升到「膻中穴」和「玉堂穴」，同時小腹的丹田會凹進去。

　　每天早起，洗臉之後，「廣步於庭，被發緩形」的運動當中，照這練氣口訣，隨意地操作。以應春生之氣，「以使志生」，以收四氣調肝的效用。

　　（二）夏三月是蕃秀的長氣，氣的本性是向外橫開的。因此，應該配合內景練氣的「開」氣方法，即在練氣時採用「噓」字口訣。這口訣的操作方式，先把頭部微微地向後仰縮些些，把頸後的「大椎穴」略微閉縮著。（大

椎穴在第一椎之上，左右轉頭，不隨著轉動的那一椎即是正穴。）然後撮唇鼓頤，發出「噓」字的音韻，向外噓！噓！的呼氣外出。

這「噓」字音要發得清越悠長，令人悠然自得，心曠神怡，發音的輕重粗細標準，類似飼養的「黃蛉子」放在枕頭下面的聲音就合度了。（按：黃蛉子是一種小蟲，另外有一種金蛉子，聲音小些，剛些。南方人喜歡飼養在一個小盒裏，放在枕下，發出幽越的歌聲，非常好聽，能夠催眠，使人忘夏入睡。）（噓，讀 ㄒㄩ → → → →）

每天早起，坐在床上，或正坐在椅凳上，照這口訣，隨意地噓著，以應夏三月養長之氣。而「使志無怒」，「使氣得泄」、以收「天地氣交」、「地天開泰」的四氣調心效用。

（三）秋三月是容平的收氣，氣的本性是向內收合的。因此，應該配合內景練氣的「合」氣方法。即在練氣時採用「呬」字口訣，這口訣的操作方式，比較難以掌握。微微張口，同時把舌尖向牙齒上輕輕一抵，發出的是「舌齒音」。音要念得輕而短，發音的同時，吸氣向內收斂，而舌尖又要反向外面抵出，使氣收斂直達脾肺兩臟。（呬，讀 ㄒㄧ 氣向內 ← ← ←舌向外。）

每天在雞鳴的時候，坐在床上，平心靜氣地照這口訣隨意地「呬」著。以應秋三月養收之氣，以「使志安寧」，「收斂神氣」，而收四氣調肺的效用。

（四）冬三月是閉固的藏氣，氣的本性是匿伏的。因此，應該配合內景練氣的「降」氣方法，即在練氣的時候採用「嘿」字口訣。這個口訣的操作方式，先把口微微張

開，舌頭平直，六個大牙彷彿咬著棗核似的，同時把「哦呀穴」鼓動向外。（按：哦呀穴，係經外奇穴之一，張口念哦字音，口角兩旁約一寸的地方，會凹進去，念呀字音反會凸出來，這凹凸的地方，即是哦呀穴。內景練氣功夫，以這個穴道為水宮腎臟的「關竅」，是水土兩氣在經絡軌道上交會融合的樞紐。練靜功中可以證明這種理論的正確性，因為人靜之後，口竅自動閉鎖固密，這時哦呀穴會向內吸緊，舌頭才能反捲鎖固「鵲橋關」，練靜功的人，都可以證明這種作用的。）

　　把上述的操作方式做好之後，即開始進行吐納練氣的方法。開口平舌，虛咬腎齒，鼓凸哦呀，同時即發出「嘿」字的音韻，向外呼氣，小腹的丹田同時會自動鼓動張起來。這「嘿」字音要念得柔細綿長，但須隨順自然的規律去發展，不可硬勁用力，或勉強地故意拉長求細。在發音和呼氣的最後一剎那，即丹田鼓氣已經滿足到了飽和點，而呼氣亦自覺快要完了的一瞬息之間，急速地把舌尖向門牙一送一抵，好像吹「紙捻兒」似的，舌尖向外一吹，發出「耳」字音（der），有似剎車似的，把氣剎住，使丹田的真氣加功壯緊，更能潛降固密。（嘿 ㄏㄟ → → der）

　　每天在太陽已出，正當辰時的正四刻（八點鐘）才起離床，坐在床上，或坐在椅凳上，照這口訣，隨意地呼著嘿字，吐氣向外，同時把真氣降到丹田。以應冬三月養藏之氣，「使志若伏若匿」，「使氣亟奪」，而收四氣調腎的效用。

　　四、夏三月，「毋厭於日」一句的意義，不能作「不

要厭惡日長」來解釋它，應該作「不要為夏季赫曦的陽光所厭若」去解釋。按：厭字在這句詞句裏，非「厭惡」或「討厭」的意思。厭與懨通，「懨懨」，疲困貌，厭若的意思，才不害本文的含義。又按荀子云：「夏不宛暍」，與此意相同。我個人同意薛一瓢的校正注解。

五、四季氣候的分野，是以陰曆而言，是根據太陰曆數而定的，以十五天「朔」、「望」相推，為一個節氣，全年共二十四個節氣，名叫二十四氣候。雖然以「四立」的前一天，為「初之氣」與「末之氣」，瓜代交替的計算時間，但四氣有「氣至而節不至」，或「節至而氣不至」的差別。故四氣的陰陽氣機的平衡，以「兩分」和「兩至」為標準，而每天的陰陽氣機的消長時間則以子、午、卯、酉為標準。這是中國的天文曆數之學，與西方用太陽系來計算曆數的不同之處。

中醫學對於自然界的氣候，非常重視，因為四季的四氣，能夠影響人的健康，和引起病變，在臨床運用大有關係。所以這一段經文，除了敍述養生之道而外，強調與四氣相逆，所引起的疾病，以為辨證施治的張本。

六、「發陳」的含義：發：生發也。陳：敷陳也。發育萬物，敷布寰區，故曰發陳。

「蕃秀」的含義：布葉日蕃，吐華日秀，萬物亨嘉之會也。

「容平」的含義：陰升陽降，大火西行，萬物之容，至此平定，故曰容平。

「閉藏」的含義：陽氣伏藏，閉塞成冬也。故曰閉藏。

【考據意見】

一、以緩秋「形」的「形」字，應作「刑」字。據唐王冰本校正，於義才通順。

二、奉生「的少」，「的」字應作「者」字。

【臨床運用】

一、「本節最好能讀熟。對傳染病以外的季節性疾病。或是一般的多發性疾病，除對症療法之外，可以得到進一步的處理」。（秦注）

二、關於養生保健的研究，應用在我們自己身上，可以照經文的敍述，運用「養」的方法和口訣，從實踐中去體會它，證明它。觀察四氣調神的理論結合實際，靈也不靈。

三、在療養院裏，長期療養的慢性病員，在臨床的應用，可以指導他們照此養生之道去實行療養。同時也可以觀察這種理論和方法的正確性或不正確性。

四、在臨床時對季節性的病變，根據這些理論，可以推求致病的運因，面對臟腑的「已病」，辨證施治是有說明的。例如：

（一）現在正是春季的氣候，門診上有一個叫張三的病人來看病。症狀是「痿症」的現象。

「望診」足軟無力，痿躄不能行走，而足腿冰涼，即不紅腫，也不疼痛，面色薄黑，或兩顴發赤，口唇黑色。

「問診」他過去的歷史，一直沒有發生過腿疼足軟的毛病，而在今年春季才突然發生這樣的病患，同時還耳鳴

腰酸。

「聞診」他呼吸不及肝腎，息高而短。

「切診」他「太淵脈」尺部見「魚游」的脈象，「趺陽脈」反見「浮」「澀」的脈象。

根據上述四診診斷，結合這段經文的意義，可以斷定他一定是「冬傷於腎」「養藏失道」的病理。把病理推求出來了，則辨證問題已得解決，而施治的方法也就可以給予正確的處方了。

（二）又如現在正是春季的氣候，應該生化「發陳」的作用。而門診上一位叫李四的病員來看病，症候是一般神經衰弱慢性病。

「望診」他面色蒼白，脾氣又不耐煩。

「問診」他起居飲食，起床很遲，不愛活動，亂飲胡吃，吃了又不消化，不是胃脹，便是呃氣胃酸。

「聞診」他呼吸細促。

「切診」他「太淵脈」失去「春應弦象」的標準。

根據上述一系列的診斷，結合這段經文的意義，除對症治療其已病之外，還可以推論他到夏季，要生「寒變」的毛病和心臟發生忪忡的新病。因為他不適應春氣養生的要求，所以推論他的「未病」，必因春氣奉養的太少，而夏季的長氣也因此不能接續，以致影響了蓄秀的作用。又因為夏季的氣機是屬於心臟的「王氣」，而為春氣，肝木之子，肝病於春，則母病於先，必影響子病於後，所以推知其心臟的「未病」。又因為脾土為心火之子，夏季心臟的「王氣」，該旺不旺，則亦母病及子，所以又推知他到

了夏季會有「寒中之變」的症候發生。

據上述病理的應用，則在臨床的時候，除了對症下藥之外，應該進一步為他計畫「治未病」的方案，以預防他到了夏季發生「寒變」和「心臟怔忡」等病。能夠這樣體會經文的意義，而靈活應用到臨床，所謂「上工」的本領，也足以當之而無愧了。

五、體會透徹了上述的道理。四氣調神論的應用，在春夏秋冬四季和心肝肺腎四臟，以及脾臟的病變，對病理的學說搞通了，則於「已病」和「未病」的臨床應用，可以類推而靈活掌握了。

【正文二】

天氣清靜光明者也，藏德不止，故不下也。天明則日月不明，邪害空竅，陽氣者閉塞，地氣者冒明。雲霧不精，則上應白露不下；交通不表，萬物命故不施，不施則名木多死，惡氣不發，風雨不節，白露不下，則菀藁不榮；賊風數至，暴雨數起，天地四時不相保，與道相失，則未央絕滅。惟聖人從之，故身無奇病，萬物不失，生氣不竭。（出《素問》）

【重點補充】

一、這段經文的含義是接連上文「逆從陰陽，和於四時」的觀點而言的。古人從客觀角度去觀察天地萬物的「逆從陰陽，和於四時」的正反兩面情況，從而推論到人體，講究養生之道，以達到預防疾病為目的。這種論點，

包括下述的兩種內容：

（一）人們在生活或勞動中，與外景的自然界接觸，要與天地之氣相從，而不可相逆。要順應「四氣」，以收「養生」之用，否則人體也會像天地一樣，變生災怪現象，而在人體則為「奇病」了。因為，四氣也者，是天地的常經；調神也者，是養生的要則。所以，古人講究「從之」之道，根據觀察天地氣化的「常」、「變」的現象和規律，綜合起來，它們主張「春夏養陽，秋冬養陰」。

這是「從」自然的規律下，以「從其根本」為論點的，也是對自然界一切「常」、「變」的存在現象，用客觀的觀點而立論，是有物質基礎的根據，從有推論到無，而不是假設的玄說。

（二）從反面去觀察天地四氣的不調所發生的災怪而影響萬物的生滅現象，以推論到人體內景氣脈的不調，也會「未央絕滅」。

二、這段經文的觀點是：「天人合一」的哲學思想的根源，也就是後來流而為「人體乃一小天地」說法的濫觴。

三、這段經文，不能把它當做假設去體會它，因為想像天氣的變化來作比喻是主觀的，也是唯心的論點，而不是從客觀事實為出發點的。

四、古人根據天地四氣的「常」、「變」情況，是從客觀事物上去著眼的。根據實際的觀察所得，以說明陰陽二氣的上升下降，不交通和不調節所發生的氣化作用，從而影響萬物的「不榮」和「絕滅」。人與自然界接觸而不能與它絕緣，如果「人從之」則「身無奇病」。而「從之」

的方法，即是前段所說的養生之道，也就是預防和保護的法則。

五、「藏德不止，故不下也」這句話的意思，是古人觀察「天道」、「陽氣」的實際情狀，根據「天氣，清靜光明」的現象，而引申說明天氣的「體」和「用」的。古人認為清陽的氣，純潔清淨而不染，是天氣的「本體」。上升居高而不亢，下濟光明而不卑，是天氣的「作用」。

根據上述的觀點，推論天氣藏其高明，而不肯自以為高明，然而又要發揮它高明的作用，所以名曰藏德。天氣健運不息，四時流轉，沒有休止的時候，所以名曰不止。綜合這兩種含義而言，因為天氣發揮了它的藏德而不止，上明而下濟的「體用」，也就是一體之二面的作用。所以天氣雖然下降而為雨露，施濟於萬物，從古到今，都不損害天氣的清明，也不曾因下降而變更它清陽上升的氣質。

這意思是教人法象天氣，既要恬憺清靜，又要健運不息，從勞動中體會清靜的滋味，在清靜中發揮勞動的作用。這種觀點，在整個「道生篇」裏，是最高的養生理論。而這種觀點的產生，是從客觀條件下而體會出來的。以下的一段文字，是從這正面的體會，而又作反面觀察的說法，它從日月常明的實際現象，推論到「與道相失」日月不明。從而結合在人體，認為人體的真氣如果既不藏隱而外露，又不健運而滯止，則必致臟腑中虛，因而邪氣湊合了。這是陰陽相對、正邪相對的辯證觀點，也是中醫學的思想指導的根源。

六、這一段經文裏的「惟聖人從之」，其「從之」的

含義，與第一段「真氣從之」的「從之」二字的含義，有廣義和狹義的分別。這裏「從之」的含義，包括下列幾點：

（一）從法天地四時的生、長、收、藏，而不與它相逆。以「從其根本」為原則。

（二）用存神保真的原則，以從其藏德。

（三）用勇猛精勤的方式，以從其不止。

（四）用收視返聽的方法，以從其不自明。

（五）用通任會督的口訣，以從其陰陽的升降，以合乎常經的循環流注。

綜合上述五項含義，所以才能做到「身無奇病，萬物不失，生氣不竭」的要求。

【臨床運用】

一、這段經文的總義，可以在臨床上運用到「上中下三焦」。同時對於「氣化論」能得到初步的體會。例如：人體的「上焦如霧」，因口中的氣化，通調水道，下輸到膀胱。如果氣化不能下達「州都」，則水道不通，猶如「白霧不下」，是一個道理。

根據上述理論，對於膀胱水道不通的病候，是氣化的「癃閉」原因者，則不能把它當做「蓄尿」、「蓄熱」、「蓄血」等病因去施治，必須從「氣分」去治療，否則愈利尿而愈不通，所以訂立有一種「提壺揭蓋」的方法，以治療膀胱「癃閉症」。這種方法是不去治膀胱，而是主治上焦的氣中的氣份為原則。

這種方法，就科學的角度來分析它，可以歸納於「物

理力學」方面，足以證明這種理論是對頭的。

　　例如：用一根空管打水，把空管插入水盂裏，同時在空管的上端，用手指壓著空管的上孔，不令漏「氣」，則提起空管，管裏下端的蓄水，不會下流滴出。如果把上端封口的手指提起，使上面通氣，則水馬上下流出管了。

　　上述的例子，等於膀胱在下焦水道不通，小便不出，現出的病症，雖然在下焦的膀胱，而其病因的所以然，則在上焦的臟中，因氣化不化而導致的病症。所以要用「提壺揭蓋」的法子，使上焦通「氣」，氣通則化，化則不滯不塞，故能使水道暢通，小便得出。

　　二、其餘可以照上述類推。

　　三、運用於保健方面，則結合前段四氣調神、從於四時、真氣從之等等的理論和方法，去體會它，研究它，實踐它。

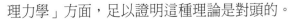

陰陽應象大論

【正文】

　　能知七損八益，則二者可調，不知用此，則早衰之節也。年四十而陰氣自半也，起居衰矣。年五十體重，耳目不聰明矣。年六十陰痿，氣大衰，九竅不利，下虛上實，涕泣俱出矣。故曰：知之則強，不知則老。故同出而名異耳。智者察同，愚者察異；愚者不足，智者有餘。有餘則耳目聰明、身體輕強，老者復壯，壯者益治。是以聖人為

無為之事，樂恬憺之能，從欲快志於虛無之守，故壽命無窮，與天地終。（出《素問》）

【重點補充】

一、這一段經文主要的論點，是根據客觀的統計，重點說明人生由少而壯、由壯而老的過程，是在自然的發展規律之下不斷地變化著。這種變化，即隨人的年齡而顯示出各種衰老象徵，而這一系列的變化，又是絕對不能避免的。假定人們能夠徹底體會這種發展規律，從而用調劑陰陽的養生方法，則可以相對保持身體健壯一段時間，否則，與此相反，必然會「未央絕滅」或者未老先衰了。這樣有系統地敍述衰老的規律和現象，用以啟發人們對養生之道的認識，並且強調從事養生之術的好處。

按：李、薛二氏的校注本，所解釋的全據舊說，對於中醫陰陽氣化的理論，從數術上演繹人體衰老的發展規律的觀點，比較詳細。從而推論到養生之道的重要，尤其重點地說明「七損八益」的損益原則，「察其消長之機，用其扶抑之術。」「先有所積，而復養以嗇，是又加積之也。」若損而後養，僅足以補其所損，而不得謂之重積矣。這種觀點是正確，因為它合乎辨證邏輯的原則。

秦注體會一欄，是很精到的見解，應當多加體會。

二、關於「七損八益」的含義，李士材的原注，薛生白的校訂，所說的「七損者陽消也，八益者陰長也，能知七損八益，察其消長之機，用其扶抑之術，則陽常盛而陰不乘，二者可以調和，常體春夏之令，永獲少壯康強，是

真把握陰陽者矣。」又引用華佗的說法，「陽者生之本，陰者死之基。陰宜常損，陽宜常益。順陽者生，順陰者滅。」這種注釋是根據陰陽的「本體」而說的，因為陰陽在數術的理論，七數為少陽，八數為少陰，從陰陽的「體」以推論陰陽的「用」。

我們細細體會經文的前四句，著眼「知」字、「調」字、「用」字，體會就可以深刻了。因為能「知」陰陽的本體性能，則可以找出「調」和損益的竅門，「不知」和不能「用」這種理論與方法，則在自然規律發展之下，必然「早衰」了。

秦注所引用上古天真論：「女子七歲，腎氣盛，齒更髮長，二七而天癸至……丈夫八歲，腎氣實，髮長齒更；二八腎氣盛，天癸至，精氣溢瀉……」又引用《醫學粹言》：「女子以時下月故曰損，男子以節而瀉故曰益。」總起來說，當損當益，都是健康之本。這種注釋也是正確的。與李士材的原注和薛生白的校訂並不矛盾，因為這種根據是從陰陽的「用」上而發揮的。

所敍述七與八的人體變化規律，都是陰陽的作用所表現出的一系列象徵。而李、薛二氏之所言，則以陰陽之「體」而闡發的。其實從體以言用，是這一段經文的本意。反之，從用以言體，也還是一樣。

不過《醫學粹言》所釋「男子以節而瀉故曰益」的理論，是不合邏輯的。因為瀉與益是矛盾的，「節而瀉」仍然是瀉的本質，並不因「節」而會等於「益」的。

三、「二者可調」的含義，據李士材、薛生白注釋「二

者陰陽也」，是體用兩賅的整體觀念。因為七損八益是兩件事，是兩種不同的作用，也就是陰陽消長進退的兩種現象。把它結合上文「能知」二字的含義去體會，則會明白七損八益「二者」是指陰陽的矛盾現象而言的。明白「二者」的含義包括了「體用」的整體觀念，則進一步就會明白「可調」二字的含義，是結合下文「不知用此」的意思而說的，也就是說二者的矛盾，是有一套養生方法「可調」、「能知用此」則能夠獲得「耳目聰明」等好處，「不知用此」則會「早衰」。

這意義是論點，是以陰陽變化的規律為出發點，而引證養生之術、「可調」之道的正確性和作用。

四、「年四十而陰氣自半也」以下，一直到「涕泣俱出矣」九句的含義，是說人體在自然規律下，所經歷的過程和發展變化的現象，這些現象是用客觀的觀點從陰陽變化而說的。茲根據舊說，把不斷發展的理論，淺釋補充如下：

（一）人的生長規律，以三十歲為壯年。人體的氣脈消長，以三十歲為巨陽，也就是陽氣最旺盛的階段，等於幾何學拋物線升弧的頂點。過了頂點，即是降弧，降弧則等於陰氣下降，因為高升的極點，即下降的起點，上升的高度若干，下降也相等的降若干。因此，人體在三十歲陽氣高度升發之後，在短短的十年之中，就不會長久持續其升弧頂點的地位和作用，而自然地衰退了。與此相反，陰氣則繼之以發生下降和靜守的能量。

這是陰陽本性相對、進退消長相因的道理，故曰年四

十而陰氣自半也。所謂「自半」也者，係自然規律的發展，所形成的相對而又相應的作用和現象，我們體會經文當著眼於「自半」二字，不可忽略而平淡視之，否則就搞不通了。

（二）陽氣的體性，是清輕而上升，外開而運動的。陰氣的體性，是重濁而下降，內守而靜止的。兩性相反，互相矛盾，在相對和相應的條件之下，即會表現陰陽盛衰的現象。二者的盛衰程度，是經過階段性的發展，也就是因時間的久暫長短而現象也有差別。所以經文說四十歲起居衰；五十歲體重，耳不聰目不明；六十歲陰痿，氣大衰。這一系列的現象，都是陰陽二者損和益相對的象徵，也是自然的規律。

（三）氣大衰的「氣」字含義，是指陽氣而言，「大衰」是過甚階段之後四能現象的意思。因此，陽氣失去運化的功能，不能發生制約生化的作用。所以，陰質則相應的增長，而發生九竅不利、下虛上實、涕泣俱出等等的現象，都屬於陰質增長，陰乘於陽，也就是逐漸侵佔了陽氣的領域作用（即陰的能、所）。

（四）陰陽在人體的應象，所表現發展和變化的規律，以時間的階段論而言，古人是以十進位為觀察統計的標準。因為中國的數學運用於事物，最早《算經》是以此定位。所以統計人體的衰老，依據年齡的進度，也是用十進位。故曰：四十、五十、六十歲也。

（五）以陰陽的體性而言，數度的變化規律，則以七數為少陽，八數為少陰，是中國《易經》講究爻變的道

理，而運用於醫學的。這種學問有高度的數學理論，當作專門的研究。

五、「知之則強，不知則老」，一直到「智者有餘」七句，當著眼於「知之」、「不知」、「察同」、「察異」四個重點去體會。

這四個重點，是相對而言的，不特「知之」、「不知」相對。「異」與「同」相對，而其所表現的象徵「強」與「老」、「不足」與「有餘」也是相對的。

又當作「知之」與「不知」的廣義方面去體會，「知之」何以會「強」？「不知」又何以會「老」？這裏面當然有問題存在。

所謂存在的問題，是不僅察知了異和同的所以然，而且根據所知的道理，製造一套養生的方法，使理論與實踐結合起來，「用此」方法，則「可調」陰陽「二者」，而達到「陽常得益」、「嗇積有餘」的養生效果。

六、「是以聖人為無為之事，樂恬憺之能，以欲快志於虛無之守」三句，是養生方法的最高原則。

七、總結全段經文的意義，是以陰陽應象為基礎，對人體作客觀的觀察，而對於養生方法，作論理的推求。

【臨床應用】

一、在臨床上運用診斷學「問診」的方法，問知患者的年齡，根據這些規律，可以瞭解他四十、五十、六十歲人體陰陽的變化階段。從而知道患者是「早衰」或者「衰抑」，或「大衰」的程度。在整體觀點的診斷方法裏，是

有很大用處的。

例如，患者已經五十歲以上的人，他說自覺沒有其他的病狀，只是這些年來「耳目不聰明」，看書要戴老花眼鏡，聽小聲的話很吃力，這可以斷定他是生理機能變化的過程，自然規律的現象，而不是什麼傳染的病症，單靠吃補藥，是沒有啥作用的。

二、對於人體機能衰弱的患者，根據這種理論，可以採用為說服指導的材料，使他掃除思想上的包袱，而安心於恬憺療養。他能夠「察其異同」，則自然會安心。能夠「知之」和「用此」，則自然會掌握養生方法，對於他的療養是有好處的，可能收穫「補其所損」的效果，延長「衰老」發展的時間。

三、根據這一段的理論，能知患者的損益程度，對於辨證施治的方針，應用於臨床，不致有陰陽虛實診斷顛倒的錯誤。

刺法論（遺篇）

【正文】

腎有久病者，可以寅時面向南，淨神不亂思，閉氣不息七遍，以引頸咽氣順之，如咽甚硬物。如此七遍後，餌舌下津令無數。（出《素問》）

【考據意見】

一、這段經文的全貌，因為原文散失，已無法整理，是那一個時代的作品了，更無據可憑了。唯據既存文獻而論，不會是隋、唐以後的東西。

二：根據諸家的經典著作，即證這一段文字所敍述的方法，其文字肯定是有錯簡的。

「如咽甚硬物」一句，應該寫在最末。當作「以引頸咽氣順之，如此七遍後，餌舌下津令無數，如咽甚硬物」才對頭。又從實踐中去體會。

【重點補充】

一、這一段經文的重點，是說吐納導引術的，而舉出腎臟有病的方法，作為一個例子。

二、因為腎屬水臟，是五臟生化之源，腎臟久病了，會影響其餘的臟腑生病。因此，不一定為了腎臟已病才用這種方法去治療，即平常沒病的人，也可以採用這種方法來作保健的用處。

三、「寅時面向南」的含義。

因為寅時是陽氣旺盛而發生「升」、「開」作用的時刻，人體氣脈的循環流注，是從寅時自肺經開始，輪流到肝臟在丑時為止，週而復始地循環著。而五臟的功能，肺臟是專門主管氣運和操持平衡的。肺臟又是腎水之母，肺腎二臟有母子生化的關係。又因人體與自然界氣候的接觸，有很大的影響，寅時天地清淨，空氣新鮮。因此，在寅時操作這種養生方法，最為合理。

面向南方的作用，照內經五方的理論，南方生火，為生明之方。也就是說南方來的氣流和風，比較溫暖，不似西北方來的風寒力勁，是一種「避」風邪的方法。如係在屋子裏操作，則用不著向南了。

四、閉氣不息的方法，是「調息」的方法之一種。

唯李氏原注謂「極力咽之」、「以意用力送至丹田」。所說極力和用力兩種方法，是錯誤的。因為任何吐納導引的方法都不能用選擇的方法，而必須在自然規律下去進行，也就是舊說「道法自然」、「順應自然」的總義。

秦注引用《同壽錄》的方法，又是一種調息法門。現在多數的氣功療養院所採用的方法，與其大體相類似，不過實際操作，不是這樣簡單，而是有各種口訣的，且必須有富有經驗的大夫指導才行。關於這些方法，當作專門的研究。

五、餌舌下津令無數的方法，在養生術裏占很重要的地位。

古代的養生家說：「氣為水母，水為命根，勤而行之，可以長生。」他們從實踐中體會氣化為水，水化為氣，循環生化，灌溉人體，是保健作用的關鍵。他們有一套「練津成精」和「練精化氣」的理論，可以參考。

在經絡論方面去體會舌下津的作用，是完全符合的。因為三陰之脈由足入腹，貫膈，會於胸中，上循缺盆，挾喉嚨，止舌本。所以五臟的津液，都因氣化的升煉作用，而能降聚於舌下。這是生理氣化的正常現象。

【臨床應用】

一、這種操作方法雖然簡單，但有一定的口訣，否則，不能體會淨神、閉氣、引領、納氣、咽津等一系列的滋味。操作起來，非常彆扭，反而失去了信心。

二、衰弱症的患者，或自己保健，都可以如法去實踐。

三、口中津液，在臨床上可以用來塗小瘀火療。在經驗中證明它是有療效的，而且不曾發現有什麼感染的壞反應。

四、這種方法臨床操作純熟了，五臟的氣化平衡的時候，口中津液會變成淡如清水，一點也不現稠膩腥臭的氣味。進一步更會自覺口中有一種「氣香如蘭」的香味，沁人心脾，樂而忘苦。按：這種現象在養生家的氣化論理是有解釋的，認為是內景功夫的氣化，歸根於脾土的象徵，是練功夫的一種過程。我遇見好些練氣功的病員，都經歷過這種現象。

這種現象，是真實的事實，而不是幻覺。希望中西醫合流之後，科學家們對於這個材料，從事生理的研究，相信有新的發現，對於中醫學的繼承和發揚，必有大大的發展和貢獻。

道生篇小結

一、《內經知要》的第一章「道生篇」，內容總共六

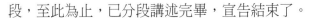

段，至此為止，已分段講述完畢，宣告結束了。

二、根據全篇六個小段的記載，可以概括地瞭解內經對於預防疾病的觀點，其比重是超過了治療的。

三、對道生篇所介紹的養生方法，僅足以瞭解一個輪廓。從這個基礎上去鑽研，著手於養生方法的挖掘、整理和把它繼承下來的一系列工作，是有利的。再結合西醫透過科學的證明而發揚之，對於中醫學的獨特性，必然有突出的成績表現。也是我們學習內經的最大收穫。

四、學習道生篇，可以瞭解中醫學理論體系的出發點，與西醫的不同之處。尤其對於西醫的體療觀點，更表現出中西醫的方法大大不同，療效也兩樣。

五、學習道生篇，可以初步認識中醫學的經絡論，是以養生方法的內視功夫為基礎，從而體會它，總結它，應用它，不是從屍體解剖而建立的東西。尤其是針灸學的應用，和氣功療法的體會，更足以證明經絡論是以物質為基礎而出發的，不是抽象的玄說。

六、養生方法的各種作用，包括了真氣運行的現象，和祛病延年的效果，當中存在著很多的「為什麼」。這些為什麼是我們中西醫合流研究的對象，也就是很寶貴很豐富的材料。在國家的中醫政策指示下，希望學習《內經》的人，鼓足幹勁，更上一層樓，徹底地鑽通它。

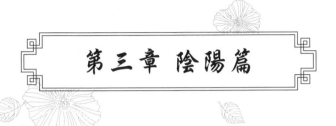

第三章 陰陽篇

陰陽應象大論

【正文】

陰陽者，天地之道也，萬物之綱紀，變化之父母，生殺之本始，神明之府也。治病必求於本。

故積陽為天，積陰為地。陰靜陽躁，陽生陰長，陽殺陰藏。陽化氣，陰成形。寒極生熱，熱極生寒。寒氣生濁，熱氣生清。清氣在下，則生飧泄；濁氣在上，則生䐜脹。

故清陽為天，濁陰為地。地氣上為雲，天氣下為雨。雨出地氣，雲出天氣。故清陽出上竅，濁陰出下竅；清陽發腠理，濁陰走五臟；清陽實四肢，濁陰歸六腑。

水為陰，火為陽。陽為氣，陰為味。味歸形，形歸氣，氣歸精，精歸化。精食氣，形食味；化生精，氣生形。味傷形，氣傷精；精化為氣，氣傷於味。

陰味出下竅，陽氣出上竅。味厚者為陰，薄為陰之陽；氣厚者為陽，薄為陽之陰。味厚則泄，薄則通；氣薄則發洩，厚則發熱。壯火之氣衰，少火之氣壯，壯火食

氣，氣食少火，壯火散氣，少火生氣。氣味辛甘發散為陽，酸苦湧泄為陰。

　　陰胜則陽病，陽胜則陰病；陽胜則熱，陰胜則寒；重寒則熱，重熱則寒。寒傷形，熱傷氣。氣傷痛，形傷腫。故先痛而後腫者，氣傷形也；先腫而後痛者，形傷氣也。

　　……

　　喜怒傷氣，寒暑傷形。

　　……

　　天不足西北，故西北方陰也，而人右耳目不如左明也。地不滿東南，故東南方陽也，而人左手足不如右強也。……陽之漢，以天地之雨名之；陽之氣，以天地之疾風名之。（出《素問》）

【重點補充】

　　一、陰陽學說，是中國古代的一種哲學，它的本質樸素的唯物觀點和自發的辯證法。因此，它把自然界在一切事物在相對的基礎上作全面的觀察，用矛盾相對和統一矛盾的觀點，不拘是有形無形、具體抽象、時間空間，都把它相對地統一起來而成為陰陽的理論。

　　因為它是對立的統一，所以有矛盾因素；因為它是聯繫的整體，所以矛盾能夠統一。因此，陰陽學說能夠正確地抓住整個自然界一切事物的性質，是一個分類的方法工具。從表裏、精粗、人找各個相對的去分析它，而又統一它，於是，建立了整體觀念的運用法則。但這種法則是機動地運用於事物的各方面，而不是固定地或孤立地指某一

個物質是陰或是陽。

中醫學，運用陰陽五行的理論，對人體的生理、病理、診斷、治療的現象和方法，以及藥物的性味功能等一系列的問題，作出了一套有系統的理論，包括了理、法、藥四大內容。古人以客觀存在的基礎為出發點，經歷若干年的觀察體會，總結出一套合乎客觀事實的治療規律。這一套寶貴的東西，從古到今，一直指導著中醫的理論方法和臨床實踐。

二、陰陽學說的起源，從歷史的考據來說，相傳是由上古的伏羲氏發明陰陽八卦，從而推演和不斷的發展。到周代，由周文王整理後，已經成熟為很完整的陰陽學說了，即後來流傳的《周易》。中國有名的經典著作，所謂十三經也者，《易經》是居首位的。

研究陰陽，必須結合五行學說。按五行學說的起源，從考據來說，相傳是由神農氏發明的。陰陽學說發明的時間較早，五行學說的時間比較晚些。這兩種學說當初是單獨成立和發展的，是兩個不同氏族的文化。而且這兩個氏族當時還彼此鬥爭作戰，後來一直流傳發展，到了周代這兩種學說才雙雙合流，在發展的規律下被統一起來成為完整的陰陽五行理論，而珠聯璧合地流傳到令。

在《尚書》的甘誓篇裏和《周書》的洪範篇裏可以見到它的輪廓。在周代官制裏，可以見到周代對陰陽五行學說被統一以後的成熟程度，而且正式的被運用於人事方面設官分職，分為保章、馮相、卜師、筮人、占夢、眠寢等官，而以「太史」一官來統轄管理。

後來發展到漢代，陰陽五行的學說，已到高潮，據《漢書・藝文志》的記載，諸子略、兵書略、都分別載有陰陽家。例如，倡王德終始的鄒衍，說亡秦必楚的南公，都搜羅在諸子略。保守舊說傳統的孟子，則搜羅在兵書略。數術略亦載有五行家，而係以神農黃帝陰陽並著的。又有五行專志。到了漢代的景、武之世，董仲舒治《春秋》，始推陰陽而為儒家所宗。又在漢志裏統計有關陰陽五行的百家著作，那時已達到二百二十七部，共一千零二十二卷，可以供我們鑽研參考。一直到了唐宋兩代以後，更多得無從統計了。

在《隋書・經籍志》裏，對五行家有系統的解釋說：五行者金木水火土之「形」，在天為五星；在人為五臟；在目為五「色」；在口為五「味」；在鼻為五「臭」（即五氣）；在耳為五「聲」。在上則出氣施變，在下則養人不倦。故傳曰：天生五材，廢一不可。這裏可以看出陰陽五行在人體的一種概念。

三、陰陽在人身上生理、病理和醫療和關係而言，人身是用陰陽的歸納方法，由陰陽兩性的「能」、「所」作用，所代表的兩大類物質而形成的。因此，陰陽就象大論從這個基礎上發揮了如正文所說的一切理論。

其次，生氣通天論也說：「生之本，本於陰陽。」又說：「陰者，藏精而起亟也，陽者，衛外而為固也……陰平陽秘，精神乃治。」再結合本段的正文一看，就可以明白陰陽對於人體生理，病理、醫療等關係的論點，這個論點的概念是：

認為人身是陰陽對立面的統一體，也就是一體之二面的意思。因為聯繫與矛盾同時存在，於是形成了相互依存、相互剋制的關係，所以要經常保持陰陽二者相對平衡，才是健康的標準，這種標準，即舊說的「常道」。不合這種平衡的標準，而所發生的偏勝，即是疾病的來源和症狀的現象，也就是舊說的「變道」。根據這個理論基礎，訂立了陰陽整體觀的「三量」辯證法和建立了「補偏救弊，以致中和」的治療原則，亦即從理論結合到實踐，調整平衡的治療大法。

四、陰陽學說運用於養生保健、預防疾病方面，已概見於第二道生篇所說的輪廓了，不特要保持人身內在的陰陽平衡，而且還要與外在的自然界的陰陽相適應，才能達到養生保健的目的，祛病延年的要求。

關於這一項論點的主要觀點，即舊說「上工治未病，不治已病」的說法，也就是強調「預防為主」的意思。如果病了再行醫治，已經是落在下乘了，此方臨渴才去掘井及取水喝，敵人打上門不了才去造兵器，已經來不及了，所以，疾病有可治，有不可治，一切治法，部不如事先預防避免生病的辦法，這種方法，即道生篇所說的把握「陰陽」、「和於陰陽」、「從陰陽則生，逆之則死」、「從之則治，逆之則死」。

五、陰陽對於診斷學，是一個最高原則，所謂陰陽、表裏、寒熱、虛實的八綱，是統屬於陰陽二者的。運用陰陽為辨證施治的關鍵。無論表裏、寒熱、虛實等症的千變萬化，都不離陰陽偏勝的盛衰道理。如示意圖（圖3-1）：

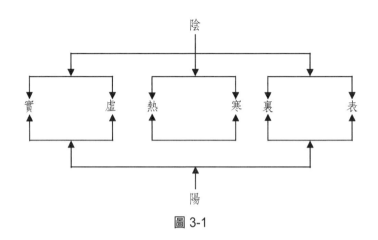

圖 3-1

六、陰陽與藥物的關係，建立在五性——寒、熱、溫、涼、平，五味——辛、甘、酸、苦、鹹和五用——升、降、浮、沉、合（即收斂之意）的基礎上。以寒涼為陰，溫熱為陽。平為半陰半陽。辛甘發散為陽，酸苦鹹湧瀉為陰；而在甘味裏面又分析一種「淡」味，以淡味滲為陽。升浮為陽，沉降為陰，合斂為半陰半陽，又在性味方面，從氣化論的觀點，以味厚者為陰，薄為陰之陽。氣厚者為陽，薄為陽之陰。

七、陰陽不能固定或機械地說某一種物質是陰是陽，而是在一定的情況下和相對的基礎上，才有陰陽的意義存在著。也就是舊說「陰陽不二，然又非一」的道理。例如天為陽，地為陰；雄為陽，雌為陰；火為陽，水為陰；熱為陽，寒為陰；升為陽，降為陰；動為陽，靜為陰；臟為陰，腑為陽；氣為陽，血為陰。如果以清陽實四肢、濁陰歸六腑相對來說，則四肢為陽而六腑反變為陰了。

　　八、陰陽是顯示宇宙事物的變化情況和規律的辯證論理工具，即經文所說「天地之道」的意思。已見前述，茲以下列示意圖來表示其作用。

　　（一）陰陽不二，然又非一，雌雄扭抱，如環無端，相對相顯，相應相循，盈虧相推，多少相顯，動靜相感，陰極化陽，陽極化陰，週而復始，莫知其紀。（圖 3-2）

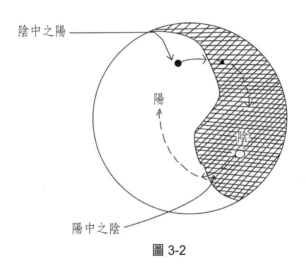

圖 3-2

　　（二）陰陽偏盛，陽盛則熱，陰盛則寒。（圖 3-3）

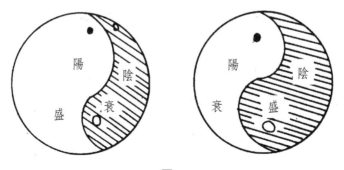

圖 3-3

（三）陰陽離而不合，左右則橫開而失從，氣血不得交×以出入，陰陽偏枯；上下則升降而相逆，水火不得交泰以既濟，陰陽倒置。（圖3-4）

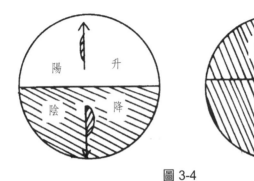

圖 3-4

（四）花生米的陰陽變化，以推於萬物。（圖 3-5-1、圖 3-5-2）

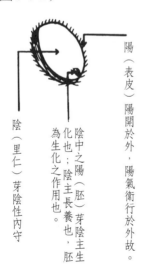

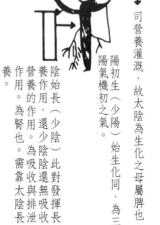

陰（里仁）芽陰性內守

陰中之陽（胚）芽陰主生化也；陰主長養也，胚為生化之作用也。

陽（表皮）陽開於外，陽氣衛行於外故。

陰（少陰）此對發揮長養作用，還少陰營養的作用。為吸收與排泄作用。為腎也。需靠太陰長養。

陽初生（少陽）始生化同，為三陽氣機初之氣。

陰始長（少陰）營養灌溉作用，還無吸收作用。為吸收與排泄作用。為腎也。需靠太陰長養。

司營養灌溉，故太陰為生化之母屬脾也。

此圖為三陰與三陽初生階段

圖 3-5-1

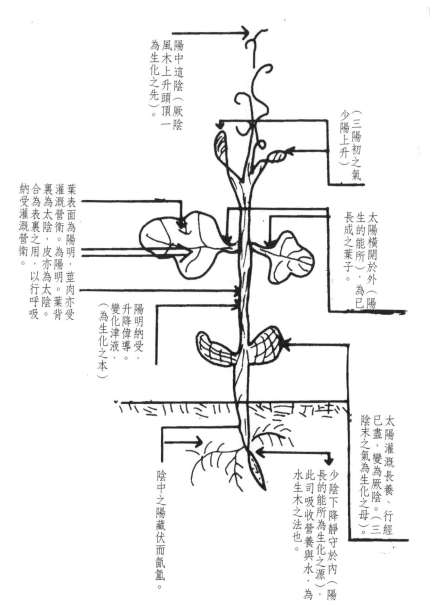

陽中這陰（厥陰風木上升頭頂一為生化之先）。

（三陽初之氣少陽上升）

太陽橫開於外（陽生的能所），為已長成之葉子。

葉表面為陽明，莖肉亦受灌漑營衛。為陽明。葉背裏為太陰，皮亦為太陰。合為表裏之用，以行呼吸納受灌漑營衛。

陽明納受，升降偉導，變化津液，（為生化之本）

陰中之陽藏伏而氤氳。

太陽灌漑長養、行經已盡，變為厥陰（三陰末之氣為生化之母

少陰下降靜守於內（陽長的能所為生化之源）此司吸收營養與水，為水生木之法也。

圖 3-5-2

（五）陰陽升降開合主體經道示意圖。（圖 3-6）

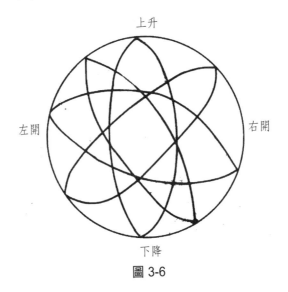

圖 3-6

　　從以上幾個示意圖來看，對於陰陽學說，可以得出一個概念。完全是根據自然界客觀存在的一切事物象徵，以說明陰陽的本質和其變化，而結合到人身的生理和病理的一般情況，再根據這些象徵，運用陰陽學說的辯證法則，以理解人身生理的正常活動和病理的反映，作為治療的規律。這就是經文裏所謂「治病必求於本」的意思。

　　根據以上的敘述，有人將陰陽學說誤認為是玄學，是形而上學的唯心論理學，我們可以否定那種看法是不對頭的。

　　九、關於這一段經文，詞義的解釋，茲補充如下：

　　（一）「陰陽者，天地之道也」。這意思等於說陰陽的定義。把宇宙事物客觀存在的一切現象和變化，用陰陽相

對的方法來說明陰陽的本質。故舊說曰：太極動而生陽，靜而生陰，天主於動，地主於靜。也就是把動靜二者歸納為陰陽的象徵，以統攝天地變化的道理。

（二）「萬物之綱紀」。總之為綱，即陰陽統一歸納的方法。故曰大德敦化也。分之為紀，即陰陽分析辯證的方法。故曰小德川流也。總而言之，萬物都不能離開陰陽的作用。

（三）「變化之父母」。物生謂之化，物極謂之變。變者化之漸，化者變之成。其意思是說萬物不斷地發展和變化，是有其階段性的規律，而都歸納於陰陽的「能所」作用，猶之乎父母之生養兒女一樣。

（四）「生殺之本始」。陰陽交則「泰」而物生，陰陽離別「否」而物死。陽來則物生，陰至則物死。這意思是說生死相對，有生必有死，有死必有生，則是陰陽的規律。

生乃死之本，死乃生之始，也是陰陽的規律。因為物質不滅，某一種物質的形生、色像、名稱等雖然死滅了，而其陰陽本質，則又另外變化成某一種東西去了。這些變化現象，都是從陰陽基礎上出發的。

（五）「治病必求於本」。這一句的重點，須著眼在「本」字上。所謂「本」的含義，是指陰陽而言的，因為陰陽是天地萬物變化的根本。觀察天地萬物的變化，運用於人體治病的理論和方法。因此，創造了「天人合一」的中醫理論學。對於這個「本」字的體會，切莫把它平淡看輕了。

（六）「陽化氣，陰成形」。因為陽無形故化氣，陰有

質故成形。這是辨識陰陽最主要的論點。

（七）「天不足西北，故西北方陰也，而人右耳目不如左明也。地不滿東南，故東南方陽也，而人左手足不如右強也。」這六句經文，不是無稽之談。

根據陰陽術數的舊說理論而言。天不足西北，以西北為陰。地不滿東南，以東南為陽。這種論點，是根據客觀存在的觀點，以觀察大地的法象，而運用天文術數和幾何學圓周的道理，從天地相對、陰陽相對的觀點而言的。

因為古人認為地是圓的，天是空的，日出於東南，陽氣開升，故曰東南方陽也。以天噓而地吸，而為陽有餘，故曰地不滿東南也。以日沒於西北，陰氣生長，故曰西北方陰也。以地噓而天吸，而為陰有餘，故曰天不足西北也。這都是以陰陽變化相對而言的。

古人觀察日升於東南，陽氣漸高，放光揚耀，照射大地，地上物質得陽精的熱化始能生，故曰天噓地吸也。日沒於西北，陰氣旺盛，吐露噴霧，仰應月魄，地上物質得陰津的潤育才能長，故曰陰噓而陽吸也。也就是陰陽相推，盈虧相應，天地萬物變化的道理。

古人以人身之左屬陰屬血，陰靜而生白生明，故右不如左。人身之右屬陽屬氣，陽動而能握能攝，故左不如右。這是從陰陽本性而言的。又根據內景氣脈循環流注的實況，結合二者而說的。從客觀的事實辨證它，是合乎邏輯的。

【臨床應用】

一、陰陽學說在臨床應用方面，就這一段經文裏，已有例子說明了。例如：

（一）陽勝則熱，陰勝則寒。因為熱歸納為陽，寒歸納為陰。

（二）寒傷形，熱傷氣。因為寒為陰，陰有質，故病於形。熱為陽，陽無形，故病於氣。

（三）氣傷痛，形傷腫。因為氣屬陽而無形，故痛不可見。形有質而屬陰，故腫可以按。

（四）先痛而後腫者，氣傷形也，先腫而後痛者，形傷氣也。這是辨證陰陽先後受病、彼此波及的方法。

（五）喜怒傷氣，寒暑傷形。這是辨證內因和外因、陰陽受病的根本。雖然七情是內傷於陽氣，六氣是外傷於陰質，乃是對常道而言的。而外因、內因，二者內外的轉變出入，陰也可以變為陽，陽也可以變成陰。所以又當相反的從變道去體會它，才是陰陽辨證施治的靈活運用。

二、詳細體會陰陽的個別象徵，陰陽的變化規律，陰陽的本性能所。不特運用於臨床來治療人身的病症，從而推演於獸醫、草木醫，一切的一切，照樣可以應用自如。古人讚頌有云：「不為良相，當為良醫。」也就是指陰陽的辨證運用而說的，並不是誇大吹牛的意思。

三、陰陽的學說，從科學的角度來看它，是以物理學為基礎的，而不是以化學為論點的，我們研究陰陽的論理方法，必須要建立這一個概念和觀點，才能掌握辨證施治的陰陽綱領，否則，囫圇地懂得了陰陽是樸素的唯物論，

也不能徹底地體會陰陽的真正精義之所在。因而在臨床應用起來，必然會依稀彷彿，似是而非，自己就沒有把握了。

金匱真言論

【正文】

平旦至日中，天之陽，陽中之陽也；日中至黃昏，天之陽，陽中之陰也；合夜至雞鳴，天之陰，陰中之陰也；雞鳴至平旦，天之陰，陰中之陽也。故人亦應之。夫言人之陰陽，則外為陽，內為陰。言人身之陰陽，則背為陽，腹為陰。言人身之臟腑中陰陽，則臟者為陰，腑者為陽。肝、心、脾、肺、腎五臟皆為陰，膽、胃、大腸、小腸、膀胱、三焦六腑皆為陽。……故背為陽，陽中之陽，心也；背為陽，陽中之陰，肺也；腹為陰，陰中之陰，腎也；腹為陰，陰中之陽，肝也。腹為陰，陰中之至陰，脾也。（出《素問》）

【重點補充】

一、這一段經文的含義，其主要的論點，是就陰陽的體性，從每天的十二時中，分辨陰陽交替變化而立說的。

又從自然界的陰陽結合到人體的陰陽，把人體臟腑、表裏、方位等也分別為陰陽，更就人體陰陽的機動性，概要地作了舉例的說明。

綜合上述兩個要點，其立論的基礎，是從「天人合

「」的論理方法而演繹的。

二、每天有陰陽十二時，分為陰六時，陽六時。這十二時中是以子、午、卯、酉四個時辰來分界的，也就是把一年的四時春、夏、秋、冬縮短而以子午二時等於冬至夏至，以卯酉二時等於春分、秋分。

古人體會每天的子、午、卯、酉四時的作用，與冬至、夏至、春分、秋分四季的節氣作用是同體而異名的。因為天地所顯示的陰陽叫做兩儀之象，由兩儀而生四象，四象在一年之中即是春、夏、秋、冬四季的盈虧消長，而四季氣候的分野，則以兩分兩至為標準，也就是在一年之中陰陽變化的規律。

一天有陰陽的分別，同一年四季的氣候分別是一個道理，不過有長短久暫的時間差別和隱顯明晦的空間不同而已。因此，每一天陰陽的變化分界，則以子、午、卯、酉為標準。所謂「四正」的理論，也就是一日之中，陰陽變化的規律。

一年的春、夏、秋、冬四季和一天的子、午、卯、酉四時，這些自然界的氣候變化，直接與人體有密切的關係。因此，健康的人體，或者一旦生病，都會在春、夏、秋、冬四季和子、午、卯、酉四時相應的發生變化。我們在臨床經驗上，常常應用這項理論的指導，而解決了陰陽盛衰的辨證問題，和立法處方的治療問題。

上述一年四季和一天四時的自然界氣候，與人體的影響關係，是說「四正」的「本體」。而四正的交替變化，當中又有遲速和來去的作用，顯示這種「用」的能量，則

屬於「四隅」的理論。

　　綜合四正和四隅來觀察，即可以瞭解一年的春、夏、秋、冬和一天的子、午、卯、酉的變化情況。茲以示意圖說明如下：

　　（一）四正示意圖。（圖3-7）

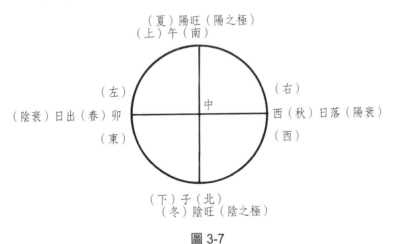

圖 3-7

　　（二）四隅示意圖。（圖3-8）

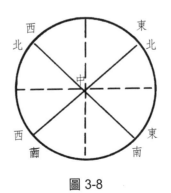

圖 3-8

（三）一年四季，陰陽分至。一日十二宮辰，陰陽六時，五臟六腑，陰陽流注。五行五方，正隅分野，綜合示意圖。（圖 3-9）

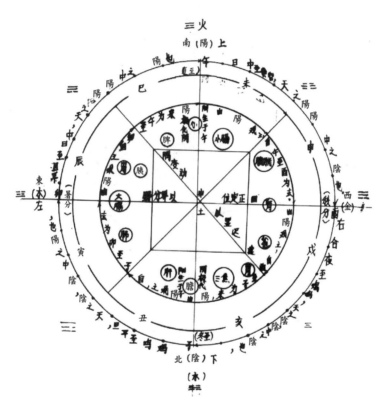

圖 3-9

（四）地陰陽二氣，黑白相關，噓吸相應，升降相推，循環不已示意圖。（圖3-10）

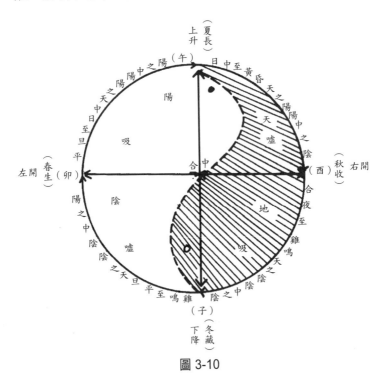

圖 3-10

三、根據上述的幾個示意圖來看，從客觀以觀察天地陰陽的「體」、「用」，我們可以得出一個概念如下：

（一）陰陽的「體性」是不變不動的。

（二）陰陽以四正為固定的方位，而確定陰陽分野的界限。

（三）陰陽的「作用」是變化運行的。因為它的「本體」是不動不變，「體用」相對，才顯出它的「作用」是變化

運動的。

（四）陰陽以四隅為變化的規律，而顯示其盈虧消長的動象——春、夏、秋、冬四季，子、午、卯、酉四時，以及升、降、開、合，來、去、遲、速的「能所」作用。又因為陰陽的本位是相對的，故其觀點在「用」的方面，則它的「所能」作用，也就不同，而是變化無窮的。

（五）陰陽的論理方法，是從物質基礎上為出發點的。它是一套完整的物理學和數學相結合的辯證學說，而不是脫離實際的唯心論。

（六）人體是天地萬物之一，天地陰陽的「能」、「所」作用如此，故人體陰陽的「能」、「所」作用也是如此，而毫無二致。

（七）天地陰陽在四正四隅的正常規律中運行，則陰陽的正常表現於一年的春生夏榮秋收冬藏，一天的子午卯酉晝夜明晦長短。反之，則變為旱潦冰霜等災害了。而人體陰陽在四正四隅的正常規律中運行，則陰陽的正常表現於寤寐動止、早興夜息的健康現象。反之，則變為外因六氣、內因七情，不內不外因的勞倦飲食折傷等等，表裏寒熱虛實的病候了。

四、人體的陰陽，在「天人合一」的理論基礎上，其分別陰陽的本位和變化如下：

（一）以人體的表裏而言，則外表的頭足手皮毛肌肉筋骨為陽，內裏的五臟六腑為陰。

（二）以人體的方位而言，則以後背為陽，前腹為陰，這是以地象形質而言的。如果以天象氣化而言，則負

陰而抱陽，又應當以腹為陽而背為陰了。

（三）以人體的臟腑而言，則以五臟為陰，六腑為陽。因為五臟屬裏，具備藏精氣而不瀉的能所作用，故皆為陰。六腑屬表，具備傳化物而不藏的能所作用，故皆為陽。

（四）人體的五臟配合前腹和後背的氣化作用，從陰陽中又再分析陰陽。以心臟為陽中之陽，肺臟為陽中之陰，因為這兩臟位置高居膈上，它的根蒂係於背後第三椎和第五椎，所以歸於陽類。以腎臟為陰中之陰，肝臟為陰中之陽，脾臟為陽中之至陰。因為這三臟卑居於腹內，它的根蒂係於第九椎、十一椎、十四椎，位居膈下，所以歸於陰類。

又因為心屬火，火性炎上，故為陽中之陽，肺屬金，金性堅剛而質重濁，故為陽中之陰。肝屬木，木性直達而質紋理，故為陰中之陽。腎屬水，水性下注，故為陰中之陰。脾屬土，土性博厚，長養萬物，表現坤土的陰德，故為陰中之至陰。

【臨床應用】

一、在「天人合一」的理論基礎上，把一年四季和一天四時的天地陰陽，與人體的陰陽結合起來，作為臨床辨證和用藥施治的基礎。

二、體會一天子、午、卯、酉四時的陰陽變化，其變化的作用，直接影響於人體的陰陽盛衰，因而有寒熱、虛實、表裏象徵可以辨證病候。

例如：有種病者，其病情白天減輕而夜裏加重，因為晝為陽，夜為陰，所以診斷它必是陽虛的症候。而用藥治療，必然要使用扶陽的處方，才合邏輯。

三、體會人體的陰陽，以表裏來分陰陽而言。

例如：外面淅淅惡寒，發熱汗出，惡風，頭痛，項強等症，必是風邪中於表，陽氣損傷，因而不能衛行於表，是為陽分受病。因為外表的皮毛肌肉為陽。頭首為陽，項背為陽，發熱為陽。惡寒惡風係外表接觸自然界風寒的因素所感受的現症，而外表都屬於陽。汗出為陽氣虛而不能密固以衛行於外表，故亦為陽。

綜合上述一系列的分析，因為這些病狀，都屬於陽，所以診斷為陽氣受了風邪的表虛症候。而辨證用藥，必然用桂枝湯以解肌表而扶陽固衛，這樣才是從理論結合到實踐，才能應用於臨床。

四、體會人身陰陽，以方位而言。

例如：患者少腹疼痛，按前述經義，少腹為陰中之陰，也就是足少陰腎經所主的位置。因此，診斷它是腎臟本經氣脈鬱滯的症候。所以使用附子溫經，白芍調營的方劑，如真武湯一類的處方，可以加減採用。

五、體會人體臟腑的陰陽，以各個臟腑的陰陽體性而言，對於用藥才有標準。

例如：心臟是陽中之陽，可以使用大苦大寒的藥物以清解心火。又如：肺臟是陽中之陰，則應使用養陰清輕的藥物來退肺熱，而不宜使用大苦大寒的方劑。

六、掌握了一日之中的陰六時和陽六時的變化規律，

以及人身臟腑的陰陽分野和能所，從而應用於「時」、「空」的治療法則。順應陰陽之性，在平旦與合夜的時間中，分別投以陰陽兩性的藥物。

　　例如：因脾腎兩虛，水虧土敗，所引起的喘脹症候，可以在早晨從陽之性，服補中益氣湯，以培土生金。而在入夜從陰之性，另服六味地黃丸，以培元滋水。（按：湯丸並用，作用不同，根據病理的陰陽和藥物的陰陽理論，而採用這種時空合一的療法，在我們臨床經驗的證明，是有卓效的。）

生氣通天論

【正文】

　　陽氣者，若天與日，失其所，則折壽而不彰，故天運當以日光明。

　　凡陰陽之要，陽密乃固。兩者不和，若春無秋，若冬無夏，因而和之，是為聖度。故陽強不能密，陰氣乃絕；陰平陽秘，精神乃治。（出《素問》）

【重點補充】

　　一、這一段經文，雖然簡短，但在全部內經的一百六十二篇論文之中，發明天人合一的要旨，是最切要的文字。

　　二、全段的主要論點，當著眼於「陽密乃固」，「兩者不和」，「因而和之」，「陰平陽秘」四句。再精簡一些

來體會它，則當著眼於「不和」與「和之」四個大字的兩種含義。也就是說益其不足，損其有餘，要求得陰陽二者相應平衡的意思。

三、「陽氣者……故天運當以日光明。」

這五句的含義，是說人體陽氣的重要性，猶如天上的太陽一樣，因為天以日為陽，月為陰，假定天上沒有太陽，則晝夜不分，四時失序，而成晦冥幽暗，萬物不生了。人身與天是一個道理，故人身的陽氣，如果失去了「能所」的作用，則清濁不能分，三焦不化氣，呼吸不能調，循環不能運，食物不能化，血液不能生。因此，必然會生病而短命了。

四、「凡陰陽之要……是為聖度」七句，是說陰陽的矛盾，猶如「若春無秋，若冬無夏」。採用「因而和之」的方法，以解決陰陽兩者的矛盾。

五、「故陽強不能密，陰氣乃絕」二句的意思，是說陽氣過甚，則相對的能使陰氣由減少而絕滅。因為陽氣主動，其性發洩，所以會使陰氣絕滅。等於我們用很大的火去煮開水，水汽蒸發而逐漸燒乾是一樣的道理。水分燒乾了，則鍋也必然會燒壞的。人體的陽氣太過，也與此相同。陰虛盜汗症的病理，就是此類。

六、「陰平陽秘，精神乃治」二句的意思，是說陰陽平衡，人體才是健康的標準。

所謂陰平陽秘，是陰陽矛盾統一的一個階段，這種矛盾統一的階段論，包括了「時間」和「空間」不斷發展的過程，而不是單指某一個階段的統一而說的。

　　統一陰陽矛盾的原則，必求「陽密乃固」、「陰平陽秘」，才能達到「精神乃治」的要求。陽如何才能秘呢？陰如何才能平呢？必須要「陽潛於陰」，「火居於水」。這樣陽氣密固於陰而不會過甚的向外發洩，陰氣得著陽氣的溫暖而不會靜凝過甚，火居於水，則火得水養而不炎上。水得火溫而水不寒下。

　　七、「聖度」兩字的含義，不能把它看得太死了，不必作「聖人」的法度去體會它。

　　應當作「至高無上的方法」或「獨一無二的好方法」，或者「合理的方法」。

【臨床應用】

　　一、體會陰陽不和的所以然。觀察陰陽的偏盛。

　　二、根據陰陽的「不和」，從而運用「損其有餘，益其不足」所謂「和之」的原則。以求陰陽的平衡為目的。

　　三、具體的使陰陽平衡，其方法可以歸納為下述二種：

　　（一）用藥物治療。

　　（二）用養生的方法。

五常政大論

【正文】

　　陰精所奉其人壽，陽精所降其人夭。（出《素問》）

【重點補充】

一、這一段經文的含義，是重點說明陰陽相對的作用。

二、陰陽二者在人體不能分離，也不能有偏盛，否則都會造成人生的疾病和短命的原因。反之，陰陽能夠平衡，則會使人長壽和健康。

三、所謂陰精者，根據五臟生化功能而言，是指肝、腎兩臟，尤以腎水為本源。水旺則陰精充沛而奉上。

四、所謂陽精者，根據五臟生化功能而言，是指肺、脾兩臟。尤以脾土為根本，土衰則陽精敗而下陷。

【臨床應用】

一、李士材舊注本，推崇薛立齋深明此理。用六味地黃丸壯水，以為奉上之計。以補中益氣湯扶土，為降下之防。這種意見是合理的。我們臨床採用這種原則。不過，不能死板地使用這兩個湯頭，應當對症而靈活的加減化裁使用，才合邏輯。

二、體會陰陽相對作用，才能樹立整體觀念，樹立了整體觀點，才能運化推求平衡的辦法。

例如：寒與熱對，實與虛對，表與裏對，氣與味對，火與水對，上與下對，左與右對，形生與氣化相對，有餘與不足相對，諸如此類，一切一切的相對。

陰陽篇小結

一、僅就這幾段的陰陽理論，只是說個概要而已。但我們在這個基礎上，可以進行深度的鑽研。鑽研的方向和材料，前兩章裏已經介紹過了，這裏不再重複。

二、總結陰陽的含義，是用相對理論的思想方法，把天地事物和人體臟腑，歸納為陰陽二者，並把它對立起來，再從對立的角度把它的矛盾統一起來，即舊說「陰陽不二，然又非一」的道理，也就是一體之二面的意思。

三、根據第二項所說的含義，進一步去體會陰陽，陰陽不能分割開而孤立地去看它。因為陰陽是對立的，對立的就必然有矛盾，有矛盾就必然相互影響，相互制約，相互依存，即舊說生剋制化的道理。也就是整體觀念的主要論點，和統一陰陽矛盾求得平衡的論理方法。

四、陰陽不二，然又非一的意思，是說陰陽係機動的，是活潑自在的，而不是固定的、死板的。因為天地一切事物的變化，是在不斷發展的變化著，隨著變化的階段，而陰陽的「能所」作用，也因之而變化，隨其階段而不同。因此，陰陽雖然是一個抽象的名詞，但它是建立在物質基礎上而言之有物的論理方法。所以，不能誤解它是唯心論的玄學。

五、認識陰陽的「體用」，必須掌握「三量觀法」——性量、現量、比量，才能運用陰陽的理論於實際，也就是說才能從理論結合於實踐，從書本結合於臨床。否則，雖

然體會了陰陽的含義，仍然等於盲目者說色，一旦臨床實踐，對於陰症陽症，或陰衰陽盛，或陰盛陽衰，或陰陽兩衰，或陰陽兩盛，凡此種種的對立相比，其中盛衰的百分率，必然會使我們依稀彷彿，失去標準，沒有把握了。標準一失，則根本搖動，基礎偏倚，失之毫釐，謬之千里，所以造成立法處方的中與不中，而形成上工和下工技術上的差別。

這一點關係很大，在臨床上就依靠這個處理矛盾對立和矛盾統一的辦法——三量觀法。陰陽的理論雖然複雜，變化無窮，然而歸根結底，其最精彩的精義，完全在此。值得我們細細地體會。

六、對於陰陽的現象，包括自然界的和人身的，必須記熟而有深切的體會，才能隨時隨地的應用。

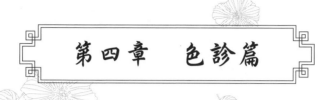

第四章　色診篇

引　言

　　《內經知要》原本滙集的診斷學，只簡略的提出了色診和脈診兩項，因而不能滿足我們學習的要求，為了提供大家研究的資料，和介紹同好們有個初步的概念，特在未講正文以前，事先作個有系統的縮影介紹，使同好們容易體會，再在這個基礎上，進一步去對中醫診斷學作深度的鑽研，就容易著手了。

　　中醫學的診斷學，它的學術理論是非常複雜的，有一個獨特的理論體系，與西醫的觀點有所不同，如果要徹底瞭解它的理論，不是三言兩語可以說清楚的。因此，這裏只能做個簡要的介紹，藉以瞭解它的輪廓而已。茲分別概述如下：

一、中醫診斷學的基礎

　　中醫診斷學的內容，雖然複雜，變化多端，反正相因，靈活運用，似乎很難理解和不易掌握。但歸納起來，它有一個統一觀點的基礎，和辨證論治的綱領——即以陰

陽五行、天人合一為理論的基礎，以四診、八綱為診斷的綱領。

也就是把人體內在的五臟六腑、十二經絡、奇經八脈、營衛氣血、三焦氣化、皮毛骨肉、肌體的功能等，結合到與自然界接觸，所謂四時八節、二十四候、虛邪賊風、常變六氣等所發生的外在影響，把內因、外因、不內不外因一齊統一起來，建立了一個「整體觀念」的學術論點。從而根據客觀的存在情況，運用陰陽、五行的歸納和分析方法，進行全面的瞭解，推究各種演變發展的規律，綜合不同的概念，掌握不同的情況，予以不同的治法。於是建立了一個「辨證論治」的基本原則。

二、八綱的概要

所謂八綱，即陰陽、表裏、寒熱、虛實八個項目。而八綱的應用，又歸納於「陰陽」，以「陰陽」為關鍵，是綱領中的綱領，統屬了表裏、寒熱、虛實六項。也就是把八綱歸納為陰陽兩類，統屬了表裏、寒熱、虛實六種症候，相對的又從陰陽兩類去分析為表裏、寒熱、虛實六種，從而在每種裏又發展演繹，分析到五臟六腑、正經奇經、營衛氣血、三焦氣化，以至於相互的生剋、傳變、順逆等等，又各有各的陰陽作用。在「整體觀念」的指導之下，創造了一套「以類統種，以種歸類」的八綱辨證方法。進一步結合「四診」的法則，運用這一系列的方法，而正確認識錯綜複雜的病變，從而進行正確的治療，以處理陰陽的矛盾，求得陰陽的平衡，這樣就可以獲得很高的

療效，則不會頭痛治頭、腳痛治腳了。

現在用圖表來表示八綱的輪廓。有如下者：

一、八綱的陰陽納列分析示意圖（圖4-1）

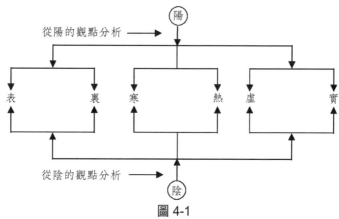

圖4-1

【注】陰陽相對，六種相因

二、八綱的陰陽整體觀念示意圖（圖4-2）

【注】1.實線示陰陽所統的六種獨立現症，作個體的分析。

2.虛線示六種的存在，不離位陰陽的關係。

3.虛實線綜合，示六種的相對和相應，有連鎖的關係。

4.實線箭頭示八綱的互相變化和交替影響，不是孤立的。

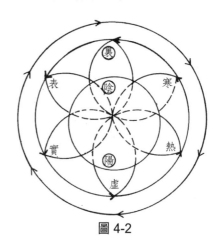

圖4-2

　　三、上列兩圖表，對於八綱的概念，只作個輪廓的介紹，茲再把八綱解剖開來，粗淺地分別介紹一番，以說明它相對的觀點，從而瞭解它的辨證規律。

（一）陰陽

　　陰陽是以整個人身的機體相對而言的。觀察它動靜相因、雌雄相抱、內外相循、升降相逆的「性量」作用，又觀察它多少相顯、否泰相乘、盈虧相剝、消長相複的「現量」狀態，再綜合「性量」、「現量」的一切相對，從而用「比量」的方法統一決定它，以辨別是陰證還是陽證。

（1）陰陽相對示意圖（圖4-3）

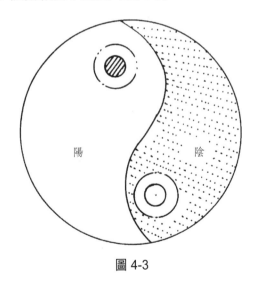

陽　　　　　陰

圖 4-3

【注】1.黑示陰降而內守的性能。

　　　2.白示陽升而外升的性能。

　　　3.黑白相間，示陰陽相抱的能量，而發生相推運行、相依
　　　並存的作用。

（2）陰證陽證的簡明鑒別表（表 4-1）

表 4-1

四診 陰陽	望診	聞診	問診	切診
陰	好向壁臥，閉目 噯明，欲見人， 身寒肢倦，神靜 無聲。	少言少 語，呼 吸微。	欲得溫不渴，大 便自利，小便清 白。	脈沉或遲， 身冷，足冷。
陽	好向外臥，開目 望明，喜見人， 身仰肢撒，身輕 神煩。	多言， 呼吸粗。	欲得寒，口渴， 引飲，大便秘， 小便赤。	脈浮或數， 身熱，足暖。

（二）表裏

表裏的含義，是以人體內外相對而言的。概括來說，則皮毛肌肉為表，五臟六腑為裏。應用表裏的學說，以診斷病變的主從部位，和症候的淺深輕重，以及由表傳裏或由裏出表的規律。

例如：外因風寒，只侵犯了皮毛肌肉，僅發現惡寒、發熱、頭痛、身痛等症，是歸納於表證的。如果外邪內傳，侵犯臟腑，發生高熱、神昏、譫語、口渴、煩躁、胸痞、嘔吐、腹痛、下利或二便閉塞等證，是歸納於裏證的。又如內因七情，或勞倦、飲食、酒色所傷，以導致內臟發生了病變，也是歸納於裏證的。

另外，有既不屬於表，也不屬於裏，則歸納於半表半裏。半表半裏的含義，是說它可以外出而為表證，也可以內傳而成裏證。它的要症像是寒熱往來，陰陽相戰於表裏

之間。陽勝則熱，陰勝則寒，所以單獨歸納為半表半裏。

（1）表裏相循示意圖（圖4-4）

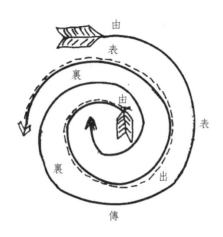

圖 4-4

【注】1.實線箭頭示由表傳裏。

　　　2.虛線箭頭示由裏出表。

（2）半表半裏陰陽進退示意圖（圖4-5）

【注】1.白示陽進而陰退。

　　　2.黑示陰進而陽退。

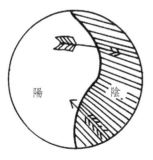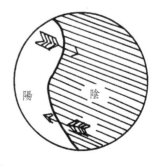

圖 4-5

（3）表裏證候鑒定表（表 4-2）

表 4-2

表裏症候	表寒	表熱	表虛	表實	裏寒	裏熱	裏虛	裏實	附生
症狀	頭疼、身疼、惡寒、發熱無汗。	惡風、身熱、或有汗、或無汗。	惡風。汗出（包括自汗、盜汗、或無汗等）。	無汗、身痛	泄瀉、肢冷、畏寒、口和不渴、惡心嘔吐、腹痛、	擾亂。發熱、中渴少津液、目赤唇亦、煩熱	跳、頭昏、心煩、氣虛、疲倦、懶言語、肢冷、大便自利、心	實、腹滿、所氣粗、言沾語、發狂、手足出汗、大便	實,表證入裏、裏證出表、半表半裏等證。據此可以類推了。除上述而外,還有表裏俱虛、表裏俱
脈象	浮緊	浮數	浮而無力	浮而有力	遲	數	弱	實	
舌苔	薄白色	舌邊和舌尖紅色	舌質淡	舌苔粉膩白色	舌苔白滑（津液滿口）	舌赤苔黃	舌淡紅色微白	苔黃厚燥、舌質堅老	

（三）寒熱

　　寒熱的症候，雖是表現不同，仍然是相對而言的。寒的含義是怕冷，身寒，喜溫，口不渴或假渴而不能消水，喜飲熱湯，手足逆冷，面色蒼白，氣冷息微，小便清長，大便溏稀。舌苔白滑，脈象見遲等症狀。熱的含義是怕熱渴飲，身熱，口渴能消水，喜歡冷飲，潮熱煩躁，手足躁擾，面色紅赤，氣熱息粗，溺短而赤，大便閉結，舌苔黃

糙，脈象見數等症狀。

寒熱除了表裏的關係而外，還有上下的等差和真假的分別。表裏上下寒熱容易辨識。至於寒熱的真假，則不簡單了。因為寒熱的症候，是陰陽相對的盈虧消長的具體象徵，因此，寒熱的診斷，不離陰陽的觀察。

（1）寒熱相逆，往來上下示意圖（圖4-6）

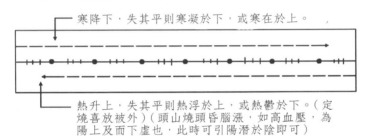

寒降下，失其平則寒凝於下，或寒在於上。

熱升上，失其平則熱浮於上，或熱鬱於下。（定燒喜放被外）（頭山燒頭昏腦漲，如高血壓，為陽上及而下虛也，此時可引陽潛於陰即可）

圖 4-6

（2）寒熱真假辨別表（表4-3）

表 4-3

寒熱真假	望診			聞診	問診	切診
	面色	神氣	舌苔			
真寒假熱（陰極似陽）	色淡白。兩顴色紅如妝，白底桃紅唇、	萎頓，時作煩躁，類似陽症，但精神	雖黑而滑潤。舌淡而滑，舌雖乾而質淡，苔	臭的氣味，大便無臭氣。氣冷息微。語聲無力，身無穢	秘結。4.咽喉或痛，但不紅腫。3.身熱反欲得衣。2.小便清，大便自利，或大便1.口不渴，索水至前反不能飲。	力，或微細欲絕。熱，久按則不熱。2.胸腰按之不蒸手，初按似1.脈雖數而不鼓指，按之無

表 4-4

四診　寒熱真假	望診			聞診	問診	切診
	面色	神氣	舌苔			
真熱假寒（陽極似陰）	紅色而帶焦。滿面晦滯，但目光炯炯有神唇	力。動燥熱，揚手擲足，神氣昏昏，譫語，類似陰症，但時作，形強有	舌苔黑而乾燥。舌苔白厚乾糙，質紅。舌苔黃燥起刺，	噴人，大便藏穢惡難聞。氣熱息粗。聲音響亮，熱氣臭	臭或穢水旁流，肛灼熱。1.心煩，腹脹滿。2.小便黃赤，大便乾燥矢氣極3.身大寒不欲近衣被，喜冷飲。4.口渴能消水，喜冷飲。	按之熱手。2.四肢發冷，而胸腹必灼熱，按之有力1.脈滑數而不鼓指，或脈雖沉

（四）虛實

虛實兩項，是以人體氣質的強弱和邪氣的盛衰，相對分析而言的。凡「邪氣盛則為實」，「精氣奪則屬虛」。這意思是說：患者的體質和症狀，表現為有餘或強盛的是實證。表現為不足或衰頹的是虛症。

例如：發熱為邪在肌表，而無汗者為表實，有汗者為表虛。又例如腸胃病的症狀，則為邪在於裏，而便秘、脹疼，拒按者是為實；如係腹軟、便秘，疼而喜按者為虛。

關於虛實的分析，又有氣虛和血虛，氣實和血實，上虛下實，上實下虛，以及虛實的真假等等分別。根據虛實的正確診斷，而予以或補或泄的治法。所謂益其不足，損其有餘，以及勿虛虛，勿實實等原則。

（1）虛實相因，盛衰相顯示意圖（圖4-7）

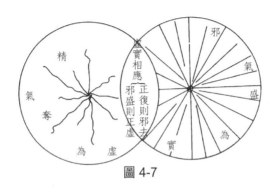

圖 4-7

【注】1.直線示邪氣盛而為有餘的實像。
2.曲線示精氣奪而為不足的虛像。

（2）虛實簡明表（表4-5）

表 4-5

虛實 誤診	證候		
虛症	1.皮寒　　　2.氣少 3.泄利前後　4.飲食不入		細弱
實證	1.皮熱　　　2.腹脹 3.前後不通　4.悶瞀		盛大

三、四診的概要

甲、四診的理論基礎和釋義

　　望、聞、問、切四種診斷方法，名叫四診。不特這四種方法要聯合運用，而且要與「八綱」結合起來而應用它。即所謂「體」、「用」兩賅的「整體觀念」的理論，也

就是「一體之二面」的意思。

因為一個疾病的發生和發展的過程，人體的臟腑功能和病邪的搏鬥，在自然規律的發展之下，處於不斷的變化和進行之中，它一定會表現出許許多多的現象來，這些表現出來的象徵，就是各式各樣的症候群。我們的祖先，從客觀的基礎上，透過了千千萬萬的事例，累積了無數的經驗，從而總結了疾病變化的具體反映。因此，創造了一套具體的「四診」方法。幾千年來，在臨床實踐中，就用這一系列的診斷方法，事實證明它是非常有效的。從古到今，我們一直沿用著。

四診的主要論點，是以「氣化論」和「經絡論」互相結合為基礎的。這種觀點的出發點和理論的體系，與西醫有不同的地方。因此，四診的大部分方法，以目前的科學知識還不能徹底的解釋它，尚待進一步的研究。

乙、四診的內容

四診，是包括望、聞、問、切四種方法，茲分別概述如後：

（一）望診

望診的方法，總的來說，包括「形」、「神」、「色」、「氣」四個綱領。每一個綱領，又各分五個項目。例如望形的方法，分為金、木、水、火、土五種形局。望色的方法，分為青、黃、赤、白、黑五種顏色。這一系列的方法，雖然非常複雜，但在臨床的運用中，是互相聯繫的，這當中仍舊不能脫離陰陽五行的觀點。

望診最主要的地方，是以面部和舌苔為主，其餘部分

為輔。唯有小兒科，則重點在望診兩手食指的指紋。茲舉例如下：

（1）望見患者舌頭捲縮，陰部和睪丸也縮進肚裏，診斷是一種死不治的症候。

（2）在婦產科的臨床中，望見難產患者的面孔色赤，舌頭色青，則診斷為母活子死。如下圖（圖4-8）

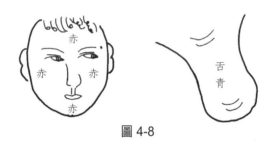

圖 4-8

（舌紅而面青者主母死子活，面舌皆青為母子皆死也）

（3）望見並無重病的患者，突然的在兩眉的中心，發現一團蠶豆大的鮮豔紅色，形如油燈的燈火一般，診斷其人必然暴死（圖4-9）。

（二）聞診

聞診的方法，概括說來，分為「聲」和「氣」兩種。而聲又分為宮、商、角、徵、羽，五項。這五個方法，是用耳診斷的。氣又分焦、香、腥、腐、臊，五項，這五個方法，是用鼻子診斷的。

掌握了這些方法，面對著患者，從它的語言、呼吸、咳嗽、嘔吐、呃逆、暖氣、噴嚏、呵欠、呻吟、汗臭、口臭、大便、小便、月經、帶下、口痰、鼻涕，一系列的情況中，進行聞診。

聞診的要點，以聞其言語、聞其呼吸為主。聞診的內容也很多，此處代舉數例如下：

（1）聞患者呼吸急促，而兼鼻孔扇動不已者，是一種很危險而難治的症候。

（2）聞患者說話聲音低微，斷續無度，愈說聲愈小，甚至想說話而說不出來，是一種心氣大虛的症候。有如下列的示意圖（圖4-10）　　　．

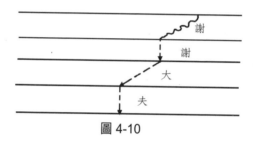

圖 4-10

【注】(1)～～～示聲音微弱不明

　　　(2)- - - -示聲音和呼吸的斷續

　　　(3)≡≡≡示聲音微弱低降度數

（三）問診

問診是對於患者的病情，進行詢問瞭解的一種診斷方法。問的方式包括直接問病人或問詢其家屬。問詢的要點，概括來說，分做下列幾項：一問工作環境；二問籍貫、職業（中醫對於籍貫職業很注意，因為熱帶、寒帶、溫帶生長的人，與各種職業的人治法用藥皆不同）；三問生活習慣；四問精神環境；五問起病情況；六問治療轉變；七問現在症狀。

關於問現在症狀，又分做下述的幾個重要項目：一問

寒熱的多少和先後；二問有汗、無汗，和自汗、盜汗；三問頭身的疼痛和重著以及部位，四問大便溏、秘、燥、瀉；五問小便顏色、短長；六問飲食的喜惡和量的多少；七問味口的苦、淡、酸、鹹、甜、辛；八問胸膈的脹滿否泰；九問耳聾、耳鳴；十問睡眠安否與夢境情況；十一問口渴與不渴，和喜冷飲、熱飲；十二問婦科月經調否、帶下顏色、妊娠時期。

【問診舉例】

1. 問知患者睡眠不安，每每夢見舉臂高飛，如鳥翱翔者，必是下元的腎虛症。

2. 問知患者睡醒之後，遍身出汗，名叫盜汗，必是陰虛症。反之，一行動、一說話都會出汗，必是陽虛症。

3. 問知患者口中目覺時常發甜，必是脾臟燥熱的症候。

（四）切診

切診的方法，包括切脈，按引、觸氣、叩穴四個項目。這四個方法須要配合起來應用於臨床，可以作為最後診斷的結論。

關於切診的內容，以切脈為主，而切脈非常複雜，中醫有專門的經典著作，是專門討論切診的文獻。單是切脈一項的診斷方法，已不簡單。人體全身共有二十部正經和奇經的脈道，必須分經切診，以通候全身氣血的變化，予以綜合的觀察，根據陰陽五行的分析和歸納方法，以推求臟腑經絡的病源，具有很大的現實意義，而不是空談。誠

如《素問》所說：「人有三部，部有三候，以決死生，以處百病，以調虛實，而除邪疾。」

根據《內經素問‧三部九候論》的記載，大概分為三部，即「下部」（足），「中部」（手胸），「上部」（頭）。而每一部分又分為三候，所謂三部者即「有天、有地、有人也。三而三之，三三者九。」所以叫做三部九候。

切脈的方法雖然非常複雜，可以歸納為動脈的「至數」，和浮、中、沉的探候，兩大部門。茲分別簡介如下：

（1）一呼脈二至，一吸脈也二至，一呼一吸脈共五至，這樣超過五十動而無變化，是為正常人合規格的動脈。

（2）浮、中、沉是切脈的一種手法，所謂浮的意義，是說把指頭輕輕接觸皮毛之間，用以診候在表的氣脈。所謂中的意義，是說把指頭略微下按，接觸於肌肉之間，用以診候半表半裏的氣脈。所謂沉的意義，是說把指頭重按直抵筋骨之間，用以診候在裏的氣脈。茲以圖表示如下圖4-11：

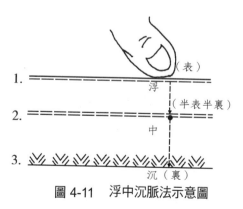

圖 4-11 浮中沉脈法示意圖

【注】1.示皮毛間。

2.示肌肉間。

3.示筋骨間。

（3）切脈以定生死的舉例：切脈診斷的方法中，有很多是死脈。茲舉一種為例：

例如脈在皮膚之間，如像蝦游水面似的，杳然不見，一會兒突然又來得很急，來了又依舊突然隱去，杳不可得，脈無動象，這叫做蝦游脈（圖4-12），主三天至七天死。

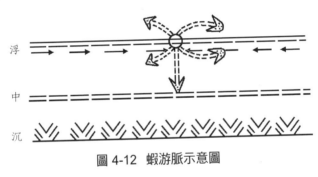

浮

中

沉

圖4-12 蝦游脈示意圖

【注】1. ←示脈突然再來甚急。

2. ⟹示杳然隱去。

脈要精微論

【正文】

夫精明五色者，氣之華也。赤欲如白裹朱，不欲如赭；白欲如鵝羽，不欲如鹽；青欲如蒼璧之澤，不欲如

藍；黃欲如羅裹雄黃，不欲如黃土；黑欲如重漆色，不欲
如地蒼。五色精微象見矣，其壽不久也。夫精明者，所以
視萬物，別黑白，審短長。以長為短，以白為黑，如是精
衰矣。（出《素問》）

【重點補充】

一、中醫學的診斷學，在唯物辯證的基礎上，建立了
一套完整的診斷方法和理論。這方法包括了四項，一曰
望，二曰聞，三曰問，四曰切，即舊說所謂的「四診」。
這四項方法雖然各有不同的應用口訣，但四者不能孤立地
運用，必須連鎖起來，作綜合性的診斷。根據四診綜合的
所得，再結合「八綱」的辯證法，以診斷「陰陽、虛實、
寒熱、表裏」的症候和病源，四診互相連鎖的關係，又四
診與八綱的關係，如下列示意圖（圖4-13）：

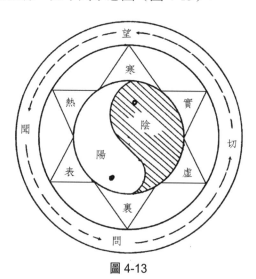

圖 4-13

二、望診是四診的一個環節，而望診的方法又分做四個部門，一曰色，二曰氣，三曰形，四曰神。

所謂望診也者，其含義是用客觀辨證的原則，在色、氣、形、神四者的物質基礎上，綜合觀察四者的現象，以推知其生化的原因和變化發展。同時確定其陰陽的盛衰和臟腑的病態，從而結合聞、問、切三種診法，以為治療立法，用藥製方的根據。

望診在四診裏面，列居首位，故《內經》曰：「望而知之謂之聖。」足見古人的重視程度。

色診是望診的一部門，也是望診方法當中最主要的部分。色診的重點，雖然歸納為五色，而它的變化很多，能夠掌握它變化的規律，在臨床實踐中才能正確運用。

三、望色僅是望診的四種方法之一，也必須結合氣、形、神三者來觀察。例如：結合望形而言，「形生」分做金、木、水、火、土五行格局，每一種形局，各具生理上固有的青、黃、赤、白、黑五色。合乎這種自然規律的色，是健康的表現。反而言之「形生」的五行格局因病理而表現的色，即是五臟受病的象徵。

而五臟的病色又各有分別，各有一定的位置。這些五臟的病色與「形生」的五行格局，又有相生和相剋的分別，以辨證「氣」的「從逆」，也就是結合到「望氣」的盛衰和通澀，從而診斷病候的淺深程度，病勢的「欲癒」和「變壞」的發展規律。

四、色與氣的關係是互為因果的，形與神的關係，也是互為因果的，也就是說色的明潤和枯晦，關係氣的盈虧

通澀，氣的盛衰，影響色的隱顯，形的剛健萎靡，關係神的充沛散漫，神的聚散，影響形的活潑。

五、色的變化和隱顯，是病候已發的徵兆，沒有病的人不會有異常的色。一般正常人的色，是以「黃而明潤」為標準。（此專就中國人而言）

六、單就「氣」、「色」和「形」、「神」在望診的用處而言，是有分別的。望診氣色是用於疾病已經發生，根據氣色以診斷發病原因和吉凶的。望診形神是用來觀察臟腑先天稟賦的強弱，和陰陽盛衰的。二者的用處雖然有分別，這種分別是指重點而言，因此，二者仍須結合應用。因為某種形神不足的人，必然某個臟腑的氣脈也是不足的，臟腑的氣脈不足，必然會表現某種不足的色。

這種理論，是根據一切事物自發性的規律而推演的，所謂「有諸內必形諸外」的概念，也就是經文所說的「五色者氣之華也」的論點根據。

七、最基本的五種色，在這段經文裏，已經很明確地指出了。所謂「欲」和「不欲」的色，就是色診吉凶的標準。茲以下圖（圖4-14）作對比和示意。

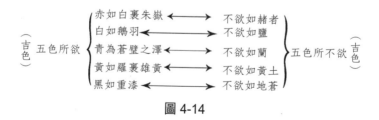

圖4-14

這五種色雖然有青、黃、赤、白、黑的分別，又有所

欲和不欲的標準，分析起來，似乎很難體會，但歸納起來則有一個共同之點，無論是什麼色，都要「明潤」。如果枯滯晦暗，或者鮮色浮光，則前者屬於陽不足而陰有餘，後者歸諸陽有餘而陰不足，都是病色。

「明潤」是陰陽平衡、氣血調和、表現於氣色的標準。所謂「明」是陽氣外衛的「能所」表現，所謂「潤」是陰質內守的「能所」象徵。因為陽戀於陰，外開而不太露，故明顯而光不浮。陰戀於陽，內斂而不太嗇，故澤潤而色不晦。例如白色而言，白色的玻璃即是白而浮光外露，白色的石灰即是白而枯滯，都是不合標準的，羊脂白玉才是明潤的標準白色。

八、精明是以望診神色為主，以眼睛為物件的。它的含義不僅限於視力的強弱和顛倒黑白長短，其他如黑眼珠，白眼膜，目內外眥，神光聚散，黑白清濁，瞳仁大小，雙瞳倒瞳，露水灌瞳，聚蚓鬥睛，膽黃肝青，火紅風赤，都屬於望診神色的。

五色是以望診氣色為主，以面部為對象的。詳見前講。

九、這一段經文，只概要地說明青、黃、赤、白、黑五色的標準，對於色診僅僅提供了初步的材料，如果進一步地鑽研，五色的分析就不簡單了，它不僅限於目部面部，而且包括舌苔、指甲、指紋。要在臨床實踐中有深度的體會和豐富的經驗，才能夠達到望色診斷的妙境，所謂「望色以定生死」的高深造詣。

赤色在五色中最難分析而又最多見，茲補充如下：

赤色包括紅紫二色，三者都是屬陽的，而有表、裏、吉、凶的分別。

（一）赤色：

皮之間，肉之外，如白裏朱、似月暈而托足；有星麗天，類露珠而欲滴。這意思是說赤色乃浮現於皮膚，是陽火外亢的現象。好似一片淺淡的朱紅色月暈，在一片淺淡的朱紅色當中，又襯托出如像天星一般的緋紅顆粒，陳疏密不等的布散在一片紅霞之中而特別明顯；又像露水珠一樣晶瑩欲滴的樣子。

例如，常見的「酒渣鼻」就是赤色的典型。按：赤色現在鼻部的「準頭」（《靈樞經》名面王）。其人的脾臟為燥氣太過，主大便秘結或易饑善食的病色。又如風疹、麻疹、濕疹，也是屬於赤色的病候。

（二）紅色：

皮之內，肉之間，如素裏朱，永桃夭之國色。若雲似菌，像霓虹之團欒。這意思是說紅色比較赤色沉顯在裏面些，位置在皮膚的內裏，而在肌肉之間的，是陽火內鬱的病色，病勢比較赤色出表要深沉很多了。尤其病在手足陽明的「腑症」，或者陽明「經症」，常見這種病色，因為「陽明主肌肉」和「陽明燥金」的緣故。

紅色的標準，好似白色的素絹包裹朱丹的顏色，又像桃子的紅色，而紅色是聚攏在一起的，有似天空的雲鱗和地上的菌芝一般，又像天空的霓虹一樣。

例如，傷寒或瘟疫症常見的「斑」。發在全身的肌肉裏面，是像雲鱗和菌芝的例子。又如肺病已重，兩顴發

紅。或肺臟熱，兩鼻孔發紅，是像霓虹的例子，都是歸納於紅色的。

（三）紫色：

皮之內，肉之外，表裏之間。如素裏朱，若煙攏樹，類絲分聚，似水依萍，遠視顯然，近觀無跡。這意思是說紫色介於紅赤二色之間，既不外浮於皮表，也不內沉於肉裏，而顯示在皮肉之中。其色似顯似隱，有似煙霧籠罩著樹梢一般，又像分散無頭緒的亂絲，又像似浮似沉的紅萍浮游在水裏，上不沾天下不連地的樣子。距離二三尺遠一望很清楚，湊近細看，反而看不見了。

紫色在色診方面，是屬於吉色的，古人特別強調為「紫氣」，是氣旺脈和的佳兆。重病的人現了紫氣，是病勢好轉的象徵，病雖很重，也不是死症。

唯有小兒科望色，觀察指紋，紫色指紋是有風熱的病色。因為小兒的身體，「元陽」未破，「元精」未漏，所以忌萍陽火之色，與成年人的色診是有分別的。

【臨床應用】

一、凡診病之先，首先與病員接近，即先用望診方法，望診其色、氣、形、神。第二再聞其呼吸和言語聲音。第三再問其病歷和病苦自覺的症狀。第四再切脈決疑。綜合四診來最終斷定是什麼病，用什麼方法治療，使什麼藥物。

二、色診注重兩眼、面部、舌苔、指甲。小兒則重在指紋。

三、綜合色診全篇的敍述，細細地體會，把它記熟。

五色篇

【正文】

明堂者，鼻也；闕者，眉間也；庭者，顏也；蕃者，頰側也；蔽者，耳門也。其間欲方大，去之十步，皆見於外，如是者，壽必中百歲。明堂骨高以起，平以直，五臟次於中央，六腑挾其兩側。首面上於闕庭，王宮在於下極。五臟安於胸中，真色以致，病色不見，明堂潤澤以清。五官惡得無辨？五色之見也，各出其色部。部骨陷者，必不免於病矣。其色部乘襲者，雖病甚，不死矣。青黑為痛，黃赤為熱，白為寒。其色粗以明為間，沉夭者為甚。其色上行者，病益甚；其色下行，如雲徹散者，病方已。五色各有臟部，有外部，有內部也。色從外部走內部者，其病從外走內；其色從內走外者，其病從內走外。病生於內者，先治其陰，後治其陽，反者益甚。其病生於外者，先治其陽，後治其陰，反者益甚。

……常候闕中，薄澤為風，沖濁為痹厥，此其常也，各以其色，言其病。大氣入於臟腑者，不病而猝死。赤色出兩顴，大如拇指者，病雖小癒，必猝死。黑色出於庭，大如拇指，必不病而猝死。庭者，首面也；闕上者，咽喉也；闕中者，肺也；下極者，心也；直下者，肝也；肝左者，膽也。下者，脾也；方上者，胃也；中央者，大腸

也；挾大腸者，腎也；當腎者，臍也；面王以上者，小腸也；面王以下者，膀胱，子處也；顴者，肩也；顴後者，臂也；臂下者，手也；目內眥上者，膺乳也；挾繩而上者，背也；循牙車以下者，股也；中央者，膝也；膝以下者，脛也；當脛以下者，足也；巨分者，股裏也；巨屈者，膝臏也此五臟六腑肢節之郭也，各有部分。用陰和陽，用陽和陰，當明部分，萬舉萬當，能別左右，是謂大道。男女異位，故曰陰陽。

審察澤夭，謂之良工。沉濁為內，浮澤為外。黃赤為風，青黑為痛，白為寒，黃為膏，潤為膿，赤甚者為血，痛甚為攣，寒甚為皮不仁。五色各見其部，察其浮沉，以知淺深；察其澤夭，以觀成敗；察其散摶，以知遠近；視色上下，以知病處。

……色明不粗，沉夭為甚；不明不澤，其病不甚。其色散，駒駒然胭未有聚，其病散而氣痛聚未成也。腎乘心，心先病，腎為應，色皆如是。

男子色在於面王，為小腹痛，下為卵痛，其圓直為莖痛。高為本，下為首，狐疝胭陰之屬也。女子在於面王，為膀胱、子處之病。散為痛，摶為聚，方圓左右，各如其色形，其隨而下至胝為淫，有潤如膏狀，為暴食不潔。色者，青黑赤白黃，皆端滿有別鄉。別鄉赤者，其色赤大如榆莢，在面王為不月。其色上銳，首空上向，下銳下向，在左右如法。（出《靈樞》）

【重點補充】

一、研究這一段望診顏色的重點，必須先瞭解所說的部位和顏色所主的疾病，茲據原本所載，繪圖如下（圖4-15）：

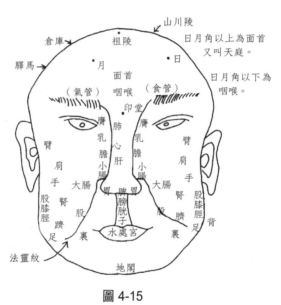

圖中標示：
山川陵
倉庫　祖陵　日月角以上為面首又叫天庭。
驛馬　月　日
面首
咽喉
（氣管）　印堂　（食管）
日月角以下為咽喉。
膚　肺心肝　膚
乳膽　乳膽
臂　小腸　小腸　臂
肩手　肩手
大腸　胃胃　大腸
股膝脛足　腎　脾膀胱子　股背膝脛足
股裏　水處宮　股裏
法靈紋
地閣

圖 4-15

二、根據這一段經文來研究，望色的部位，有一個特點，即把肺心肝脾四臟在中央作縱深的排列著，獨把腎臟排列在兩頰。而把六腑排列在中央的兩旁，再把手足肢節橫繞排列於四方，手臂在上，股脛在下。

其次，還有一個特點，望診形生的格局，最注重明堂、闕庭、蕃、蔽，五處部位，而從「其間欲方大」為標準，合乎這個形生格局的「壽中百歲」。因為「方大」在五行格局中，是屬於「土形」廣厚博大的象徵。「土能生

萬物」，也就是說土臟先後天稟氣旺盛，則木火水金四臟，即能得著土臟的灌溉生化，發育良好，存在中者必形乎外，所以面部形生呈現土形的人，是壽而康的徵兆。

按：五臟六腑和四肢，上應於面部，以及排列的部位，不是胡說八道的迷信，而是以經絡論和氣化論為根據，有它客觀存在的基礎。又按：從這種部位的分類來望診辨證，是以經絡為體、氣化為用的辨證方法，其立法的主要論點，是以色因氣變、氣緣色顯為論理的根據。也就是氣、色二者綜合性的望診方法，而不是望診形、神的客觀規律。這一點必須有明確的認識，而不可把形、神、氣、色混為一談。

所謂色因氣變、氣緣色顯的含義，是說人體內部的真氣運行，循環周沛，五臟六腑各有一定的軌道，在軌道上又各有其常經的規律。

一旦發生了病候，則五臟六腑、四肢百骸的真氣，必有陰陽盛衰的差別，這種盛衰的運行現象，在自然規律的不斷發展情況之下，即會在臟腑經絡的軌道裏（包括浮裏二支的作用）大交大會的穴道上，表現出來。而所表現出來的色，則又望其色的明潤和枯晦，以診其病候的淺深程度，和表裏出入相傳的規律，從而以定病候之可治與不可治，用藥方劑寒熱溫涼平的所宜所忌，治法的先治其陽，後治其陰，或者先治其陰、後治其陽。

三、五色見於各個部位，有生剋制化的分別。有些相剋的氣色在其本位上出現，是屬於死色的，而發生在相生的部位上，則它的本質因之而變易不是死症的氣色了。其

病雖重，還無生命的危險。

四、五色各有所主，經文所說的「青黑為痛，黃赤為熱，白為寒」，是統說五色所主的常道要旨。其中還有詳細的變道分析，其分析的要領，統屬於二十四字的口訣：曰粗細、曰明晦、曰浮沉、曰潤滯、曰聚散、曰方圓、曰純雜、曰生剋、曰常變、曰上下、曰左右、曰賓主。必須暢曉這二十四個口訣的含義，運用於青、黃、赤、白、黑五色，望色的診法，才能純熟準確。

所謂望而知之謂之聖，是以望診而知病變、以推死生的說法，是合乎邏輯的。

五、望診氣、色，如上所述係依經絡而論的，是色診的一個環節。應當配合五形格局形生的「根苗」理論而從事色診，以望形神的盛衰，以知臟腑病變的吉凶，從而推演以診其人的壽夭，以及先天受氣的兄弟行序，後天授生的姥姚鰥寡。

所謂形生的根苗理論，係根據人體「藏象」而言形、神。再結合氣色，互為因緣，相顯相彰。因此氣色是氣色，形神是形神，四者不能混淆，而氣色又不離形神，形神也不離氣色，四者又不能孤立分割來運用。

按：藏象的根苗理論，在中醫的生理學而言，是個獨特的學說，這種理論是依據客觀存在的實際現象而立論的，在目前科學水準，尚難找出證明的線索。希望生理學家根據內經所記載的材料，從事鑽研。據藏象論所說：耳為肺金之苗，腎水之竅；鼻為脾土之苗，肺金之竅；額為肝木之苗，眼為肝木之竅；口為脾土之竅，腎水之苗；舌

為心火之苗，瞳孔為心火之竅（一說腎通竅於二陰，心通竅於耳。據丹道家經義亦通）。

上述五臟苗竅的外相象徵，是以五臟內景為生化的根本，所謂內景的盛衰，表現於外相的形狀，把內外結合起來統一觀察，而以形、神為體，氣、色為用的。這是望診形、神的精義。

六、望診氣、色、形、和神，雖然以面部為主，再則還要配合四肢百骸、筋骨皮肉、毛髮鬚眉、爪甲牙齒、紋理甲錯等項來作綜合性的望診，才能收到具體而微的診斷作用。

這些望診方法，統攝於行住坐臥、冒胸捧腹、眉目傳情、肉衰骨寒、肉盛於骨、骨堅肉實、筋肉縱急、皮膚甲錯、紋理粗細、毛髮槁潤、鬚眉清濁、牙齒枯澤、爪甲脆韌等。把面部與上述一系列的口訣綜合起來，其中內景精氣神的盛衰，外相三因的病態，分析運用，頗為複雜，有些方法，很難以文字語言來表達明確，只有在臨床實踐中，才能深切地體會。

七、色診在金、元以後，發展為偏重於舌頭的診法，有專門研究舌診的書籍，可以參數。

八、這一段經文交錯簡的考據「黃為膏，潤為膿」二句，當作「黃如膏潤為膿」讀成一句文。補正一個如字。「男子色在於面王」一句，當作「在於面王上」，補正一個「上」字；又「女子在於面王」一句，當作「在於面王下」，補正一個「下」字。又「在面為不日」一句，當作「在面王為不月」，補正一個「王」字。

【臨床應用】

一、望診的方法，需要熟記，而且要深度體會各種口訣，把複雜而又細微的訣法，統一歸納於陰陽。這樣，才能把形、神、氣、色的望法聯繫起來，而便於掌握。掌握著陰陽綱領，再敝之為紀，以作廣面的分析，分析之後，再歸納於陰陽。則望診應用於臨床，就有些把握了。

二、望診氣、色、形、神，在小兒科特別重視，因為小兒科又叫做啞科，他不會說話，或者說不清楚所病的地方，更不會說明病苦的滋味，所以非精通望診的方法，不能成為兒科的良工。

除了運用成年人的望診方法之外，小兒科另有一個特殊的望診口訣，為「小方脈」的獨到之處。即望「指紋」方法。

按：指紋的訣法，係固定望左右兩手的食指，在食指的內側陰陽面交接的地方。望指上的「青絡」，分辨其青、黃、赤、白、黑五色，以定其症候的寒、熱、虛、實、表、裏。而辨證的重點，又只限於外因和不內不外因兩種範圍。因為小兒沒有內因七情六慾的病源。望診食指青絡五色辨證的方法，又把它分做三個階段，即所謂風、氣、命三關。三關是辨證病勢發展深淺的階段論，與辨證五色是體用雙賅、時空兩括的綜合方法。

又按：小兒科的三關辨證法，與「三際辨證法」的含義不同。三關是狹義的，三際是廣義的。三關是從用上以論體，三際是從體上以論用。而其共同之處，則二者都是以客觀存在為根據的。

附 指紋三關圖（圖4-16）：

附 三關望診歌訣：

細看指紋記歌訣，

浮沉色氣審的端。

要看指紋風氣命，

三關內推細心研。

三關寅卯辰部位，

病之凶吉在此間。

初起風關病無礙，

氣關紋現恐纏綿。

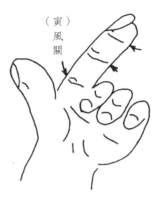

圖 4-16

乍臨命位誠危急，射甲通關命難全。

指紋何故浮然樣？邪在皮膚病易蠲。

忽而關紋沉沉狀，已知入裏病盤旋。

身安脈紋紅黃色，紫脈為熱紅傷寒。

青主驚風白疳疾，三關見黑命恐難。

傷食彎外青兼紫，脈紋彎內是風寒。

腹痛紋入掌中裏，色淡氣弱稟先天。

關紋滯塞皆因積，邪遏陰營衛氣連。

　　三、急症當中，尤以厥症，望診氣色，更為重要。因為這時的患者，已不能說話了。

　　四、望診患者一般的形、神、氣、色，容易體會，例如望見其人呼吸扇鼻、抬肩呼吸、口呼鼻吸、鼻呼口吸、口呼口吸、鼻呼鼻吸等分別，則知其氣急喘促，或者氣短痞悶，或者呼吸不至肝腎，或者正常。又如望其人自汗出的部位，則可知其某經的衛氣虛。又如：望診麻疹，紅色

的濃淡淺深和散聚的部位，以及疏密的情況，可知麻疹毒
勢的輕重和真氣托毒外出的能量。又如痘疹顏色的灰黑，
漿不脹滿，痘頂陷下，可知痘毒內陷。又如：望見其人雙
手冒胸，則知其胸膈疼痛。又如望見患者額紅耳赤，唇紅
目紫，立坐不安，則知其心臟鬱熱。

五、望診氣色，有一個病機好轉和變壞的規律，即
「其色上者，病益甚，其色下行，如雲徹散者，病方已」。
因為濁氣上升，故病變重，濁氣已退，故病欲癒。

六、望診氣色，又有表裏傳變和治法的規律，即「其
色從外部走內部者，其病從外走內。其色從內走外者，其
病從內走外。」

因為五臟在中央為裏，六腑在兩側為表，凡病色先起
於外部，而後及於內部者，可知其病自表傳裏，則當以外
為本，以內為標，故宜先治其外，後治其內。如係先起於
內部，而後及於外部者，可知其病自裏出表，則當以陰為
本，以陽為標，故宜先治其陰，後治其陽。

七、望診氣色的形狀，可知其病勢發展的方向。病色
無論如芝菌，如金錢，如豆莢，如燈火，如月牙，如星
羅，如棋布，如蛛絲，如聚蚓，如雲頭雨腳，如樹籠煙，
如甑蒸，如霧罩，凡此種種，都有它尖銳的一端，其尖端
所向的上下左右，即病邪所發展的方向，也就是那一個方
向的真元之氣根本早虛，故病邪的氣色因之而乘虛向著那
裏發展侵襲。

八、望診關於氣色和生剋，比較難於領會，因為五臟
各應五色，每臟各有一種正色，而應當在它的本位上顯

示，如果出現在另一個臟的部位上，則發生臟氣相生相剋的關係。又關於五臟在體位上所現的雖是本臟正色，而發現太過或者不及，也是有餘和不足的病色。這種生剋的望診方法，必須依據陰陽五行的辯證理論，才能解決問題。

例如：薄黑色現在「天庭」，是為「坎乘於離」，「水剋於火」，主頭疼腹痛，臟毒下血。

又例如：赤色腳跟隱隱，現在「下極」，而明顯的上沖於「闕中」，有似燈火，瑩之如豆，是為「火剋於金」，「火臟真色畢露」，主其人暴死。這種人不見自覺病狀而真臟色現者，又叫行屍。

五臟生成論

【正文】

面黃目青，面黃目赤，面黃目白，面黃目黑者，皆不死。面青目赤，面赤目白，面青目黑，面黑目白，面赤目青，皆死也。（出《素問》）

【重點補充】

一、不死症的氣色，都以黃色為主，因為黃色為中央土臟的正色，五行生化，以土為母。脾胃之氣猶存，則色亦不敗。故主不死。

二、死症的氣色，都沒有正黃色，是土臟真氣已絕於內的徵兆。生化根本已成土崩瓦解。故主死症。

三、黃色雖然主生，但「黃如敗土」。卻是脾絕的死色，這又不可不知。

四、薛一瓢校訂本，注引仲景的話，以為世醫不用色診以察明堂、闕庭，歸咎於醫者的技術不精；又引王好古的話，以為過去社會制度的不良，在婦科方面不能應用望色的診法，歸咎於病家的封建思想。

【臨床應用】

一、詳前兩段的補充的注釋各條。

二、參數《中藏經》的色診條文。

三、五臟的正氣，都入營於目，六腑的真氣，也入交於目。故單獨望診目的氣色，形神，是望診中主要一個環節。雖然以精神為主，而臟氣的部位也有分別的。如下圖（圖 4-17）。

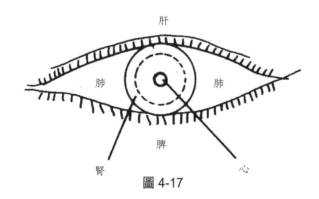

圖 4-17

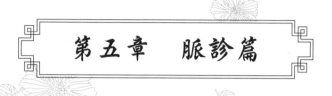

第五章　脈診篇

脈要精微論

【正文】

診法常以平旦，陰氣未動，陽氣未散，飲食未進，經脈未盛，絡脈調勻，氣血未亂，故乃可診有過之脈。切脈動靜，而視精明，察五色，觀五臟有餘不足，六腑強弱，形之盛衰。以此參伍，決死生之分。尺內兩旁，則季肋也。……尺外以候腎，尺裏以候腹。中附上，左外以候肝，內以候膈；右外以候胃，內以候脾。上附上，右外以候肺，內以候胸中。左外以候心，內以候膻中。（出《素問》）

【重點補充】

一、診脈為什麼以「平旦」為標準時間呢？因為人身的真氣，白天行於陽分，夜裏行於陰分，而陰陽交替流注，其循環的起始時間，是在寅時，循經終止的時間，是在亥時，因此，平旦正是陰陽交替，氣脈大會於「太淵」的時候，恰好陰氣正平而未內斂，陽氣將盛而未外散，所

以診脈以在平旦為合理。這是以陰陽本性而立論的。

又因為平旦早起，陰陽氣脈正當調勻的時候，如果一進飲食，胃腑納受味五味，則陽明燥金之氣，勢必因之而暴長，首先影響肺主均衡的作用，從而「脈會太淵」的機制也因此而被波動，亦必虛實變易，則診脈難以正確了。這是以氣脈盛衰受人為影響而立論的。

又因為人身氣脈流注，從寅時由肺經開始運轉，循經絡的常規，依時循序的流注，一直到亥時，輪到肝經為止。為一周天。如此週而復始，循環不已。平旦是寅時的正四刻，恰好是肺臟氣脈充盈的時期，也正是脈會太淵最平衡的當口，因此，診察氣脈的盛衰虛實，就順而易得了。這是以臟腑經絡氣脈，子午流注規律而立論的。

根據上述道理，故經曰：「平旦」。又曰：「乃可診有過之脈」。

二、「過」字的含義，過者病也。或者作診脈的「太過」，太過的相對是「不及」，這樣去體會，於義也通。

三、這段經文有一個特點，即結合四診的「望」字訣來診脈。因為診脈是以陰陽的「動靜」為對象的。視目之精明，是以神氣的聚散為對象的。審形體的盛衰是以病性的深淺為對象的。察五色的明晦，是以臟腑的虛實為對象的。把這一系列的診法綜合起來，比較其異同之處，故曰參伍。這樣診斷，可以知其症的可治與不可治。

按：原文「季脅」應作「季肋」，蓋季肋是脅的關竅，又季肋是專名詞，脅則不可以季也。

四、經文裏所說診脈的部位，總名曰「太淵脈」。因

為「百脈會於太淵」，所以診脈必須候診這個地方。根據經文所說，即我們平常習慣診脈的寸、關、尺三部，茲以下圖表示之（圖5-1）：

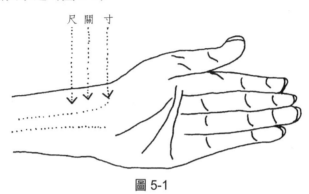

尺　關　寸

圖 5-1

　　所謂寸、關、尺，《諸家解說》及《難經》第二難裏，都有明確的說明，這裏不再多說了，簡要來說，從手下臂內側腕部橫紋上面的魚際穴測量起，一直到手臂彎部橫紋的尺澤穴止，共長一尺零九分。再從魚際穴起分去一寸的地方，名叫寸部。又從尺澤穴起分去一尺的地方，名叫尺部，尺寸兩部名稱的含義，來源於此。寸尺兩部的中央，適當手腕高骨正前方的下面，名叫關部。關以前為寸部，是診候陽脈的；關以後為尺部，是診候陰脈的；而關部則以診候中州。關的含義，猶言關隘，以關的前後，而定陰陽分野的界限。

　　五、這一段經文後面，還有下文，應當聯合起來體會。

　　五臟者，中之守也，中盛臟滿，氣勝傷恐者，聲如從室中言，是中氣之濕也。言而微，終日乃復言者，此奪氣

也。衣被不斂，言語善惡，不避親疏者，此神明之亂也。倉廩不藏者，是門戶不要也。水泉不止者，是膀胱不藏也。得守者生，失守者死。夫五臟者，身之強也。頭者精明之府，頭傾視深，精神將奪矣。背者胸中之府，背曲肩隨，府將壞也。腰者腎之府，轉搖不能，腎將憊矣。膝者筋之府，屈伸不能，行則僂附，筋將憊也。膝者髓之府，不能久立，行則振掉，骨將憊矣。得強則生，失強則死。（出《素問》）

以上這一段是結合望診而作重點舉例。也就是闡發「切脈動靜，而視精明，察五色，觀五臟有餘不足，六腑強弱，形之盛衰」的注腳。

按：「頭傾視深」的含義，不可作「頭不能抬起」和「目陷無光」解釋。所謂「頭傾」的含義，是說頭項左右偏倚，或者向前俯垂，但不能說絕對不能抬起，或者絕對不能直立。而是說「精明之府」的陽氣衰微，頭項張維直立的功能減退，不能像健康人那樣經常的直項昂頭。即俗語所謂說的「倒千斤」。

「視深」的含義，不是說望眼目的形狀下陷，而是以望「神」為主。所謂視深者亡神之義也。視深是形神的內外相應，表現神亡的象徵。凡臨床望診病者的「神」，必先望眼，無論病勢的或久或暫或輕或重，望其眼神，如果是「瞳子不瞬」、「直視向前」者，謂之視深。有些類似發愣的模樣。

又按：「背曲肩隨」一句，不可作「脊椎無力，肩不能舉」去體會。這四個字的含義，是根據肩背兩個部位，

說它「曲隨」的關係。所謂背曲者，是說胸中的宗氣衰竭，背部即會相應的彎曲，俗語名叫「燒箕背」，然而又不是「駝子」的弓背形式，因為背曲鼓氣勁，還可以豎直的。

「肩隨」是說肩與背相隨的關係，如果「肩不能舉」，則反而是「肩不隨」的意思了。經論著作裏面，所謂的「手足不隨」之類，才是不能舉動的意思。這裏所說的「肩隨」，是與「背曲」相應而相隨，其含義是很明顯的。又在臨床實踐中，也可以證明這一點，凡是背曲的患者，其肩必隨之而曲耳相應。故善望形者，「低肩必蹩腿」、「曲背必寒肩」。是一種自然的規律。

六、內經把太淵脈分為寸、關、尺，而把臟配合為左手心、肝、腎，右手肺、脾、命。其中的道理，經文裏沒有作系統的明確的說明，以致諸家注解略有出入，使我們很難領會，也難以信服。同時，又因為診脈的確能解決問題，有事實存在，又不能否定診脈的價值。於是造成了疑信兼半的局面。

其實，綜合內經所說的全部理論，對於脈診寸、關、尺與臟腑的分配，是不難瞭解的。可以歸納如下的解釋：

（一）左手心、肝、腎，右手肺、脾、命的分配，是根據臟腑的氣機左出右入，右出左入，循經流注的纏行常軌，而言脈道的方向，以為診脈的方法。

（二）寸以候心肺，關以候肝脾，尺以候腎命，是根據臟象的上中下位置，以陰陽清濁的氣機，升降的「能所」作用，而言脈道的位置，以為診脈的方法。

七、太淵脈包括寸、關、尺三部,以分配臟腑,因為「肺朝百脈,會於太淵」的生理關係,所以診候太淵脈可能察知臟腑行經的氣脈情況,以知其有餘不、虛實寒熱等等症候。

但太淵脈並不等於全部臟腑的氣脈。因為太淵脈只是肺臟行經的經絡軌道。不過因為肺主氣,而司氣脈的平衡,故脈朝百脈而大會於肺經的太淵。所以從太淵脈以診候臟腑陰陽氣脈,僅僅是一個總綱而已,要能夠得其綱而循其紀,才合辨證施治的原則。

根據上述理論,又根據經典著作《脈診》的記載,例如《傷寒論》所說的「趺陽脈」,《靈樞經》所說的「太衝脈」,以及脈的來去、脈的上魚入尺、脈的離經等。我們體會脈診的結論,除了診太淵脈之外,還應當分經候脈才合理。否則,會成「膠柱鼓瑟」,「刻舟求劍」的機械運用,甚至愈超愈下,脈診反而成為形式了。

八、根據上項的理論,體會古人的立意,和診脈的方法,診候太淵脈固然重要,而分經候脈的重要成分,也不低於太淵脈。

因為臟腑的經絡,各有一定的常軌,又有本支與別支的分別,和大會小交的經穴,我們能夠鑽研臟象的經絡氣脈,精通暢曉內景的所以然,則人身手足十二正經,以及奇經八脈,所有的脈象盛衰,溢滿盈虧,循經離經,上下太過不及,來去從逆遲速,一系列的分經診脈的方法,都是不難體會的。

九、有一種「太素脈」的診脈方法,流傳於世,有些

人對太素脈法盲目地迷信它，固然不對。有些人卻又武斷地批判它，未免過火。代表這類看法的文章，可以參考《古今圖書集成‧醫部‧脈法篇》。

其實，我們細細地研究太素脈的口訣，有很多是合理的成分，有一部分是被某些人利用來變為迷信的宣傳材料。能夠徹底瞭解太素脈的內容，則取其精華，去其糟粕，對於王叔和《脈經》問世以後的診脈學術，是有裨益的。

不過，太素脈法的傳授，在過去舊社會裏是一種密傳，而各宗各派的傳授，也有很大的出入，同時師承的真偽成分，以及個人體會的精粗與經驗的淺深程度，都足以影響診脈的正確性。如果能夠正確地掌握太素脈法，剔除其迷信部分，這樣的確比單純的候診太淵脈好得多。

按：太素脈刊行的版本，有張太素與超詮的著作，可以代表南北兩派，足供參考。

十、西藏的《醫方明》經典著作，以及西藏少數喇嘛的診脈方法，大部類似太素脈的口訣。可惜它們偏重於富貴窮通的預言，迷信色彩非常濃厚，反而把醫療脈診的作用大大地減低了。

平人氣象論

【正文】

人一呼脈再動，一吸脈亦再動，呼吸定息脈五動，閏

以太息，命曰平人。平人者，不病也。……人一呼脈一動，一吸脈一動，曰少氣。人一呼脈三動，一吸脈三動而燥，尺熱曰病溫。尺不熱脈滑曰病風。脈澀曰痺。人一呼脈四動以上曰死，脈絕不至曰死，乍踈乍數曰死。（出《素問》）

【重點補充】

一、這一段經文的重點，明確說明健康人的脈象，依靠呼吸定脈，以一呼一吸脈動四至為標準。又概括的舉例：脈動太過，或者不及，各別所舉的病能以及死不治的脈象。以上兩項，一是就時間來說脈動，一是就形態來說脈象。

二、閏以太息，候息五動的含義。太息是長息的意思，是根據太陰曆數計算而言的。

按：曆數家以三年一閏，五年再閏，在天人合一的思想指導之下，結合自然界與人體的關係，所謂「人應天道」也。故診脈三息之後，當閏一太息，五息之後，又當閏一太息，也就是說一呼一吸脈以四至為標準，如果五至則屬太過了，唯有在三息五息的時間，應當閏以太息，則脈來五次，又是合乎平人標準的。

三、分析脈象，這段經文只說到遲、數、滑、澀四種，當不全面，應該加入浮、沉、短、長四種，共為八字口訣，而八個字又是互相關聯的，不能孤立或者分割運用。

可以把這八個字口訣分為四個小組，互相對立起來，以對比陰陽的盛衰和因此而引起的病變。這四個小組的劃

分，如下圖（圖 5-2）表，並另詳陰陽篇介紹的示意圖。

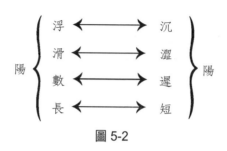

圖 5-2

四、古人說「脈道難言」，如能徹底體會陰陽理論，瞭解臟腑經絡，結合天地自然界的氣象，則學習脈診的方法，還是容易體會的。

【臨床應用】

一、把經文所說的脈象，和所主的病，確實熟記，以為辨識脈證的準繩。

二、八字訣的應用，必須聯繫，例如：不只浮脈見數，而沉脈也有數。如此類推，則變化多端，所謂芤脈、結脈、弦脈、緊脈、散脈等，都可以從這八字裏體會出來。

根結篇

【正文】

一日，一夜，五十營，以營五臟之精，不應數者，名曰狂生。所謂五十營者，五臟皆受氣，持其脈口，數其至

也。……五十動而不一代者，以為常也。以知五臟之期，予之短期者，乍數乍疏也。（出《靈樞》）

【重點補充】

一、這一段經文的重點，根據切脈；依呼吸以定至數，而推算人體氣脈循環的度數，以知內臟的盛衰和病變。

二、一日一夜五十營的含義，是說人體氣脈的循環，在一個晝夜裏各別周流五十遍。

所謂五十營者，是根據易數而言的，《易經》以五十為大衍之數，其用四十有九，而根結於一。而人體的氣脈循環，周營五十的含義，是單就陰陽經絡的本位而言的。按實際情況，是陰陽個別的周營五十數。

晝為陽，夜為陰，在陰陽時晷裏，是各別循環五十度的。而不是統說晝夜陰陽十二時中，共總循環五十數。又按：一呼一吸為一息，吸脈行六寸，一晝一夜各一萬三千五百息，脈各行八一○○○寸，也是以陰陽各別運行而言的。

如果晝夜總算起來，則共為二七○○○息，脈行共為一千六百二十丈。各行則為八一○丈。

又按：佛家專言息道，它說人體一晝夜呼吸共為二六○○○次。

又按：近代生理學統計的呼吸中數平均為每分鐘呼吸一十八次，以二十四小時計算，共為二五九二○次。

三、根據第二項所述，又結合這段經文來看，其含義是很明顯的。

不過對經文的句逗，應該圈點清楚。因為古人的文字記載，一字一義，一個字作一句讀的地方很多。因此，經文應該如下圈點，把舊點的一句，分作三句讀，其意義就很明白了。

舊句讀：「一日一夜五十營」。

改正句讀：「一日，一夜，五十營。」這樣才不脫離實際，而符合近代生理學的觀點。

四、「五十動而不一代者，以為常也……五十的含義，是說脈搏跳動，在五十動以內都沒發現間歇的情況，是正常人的標準脈象。否則即是有病的脈，從而推知其人死期的遠近，和可治與不可治的程度。

這種數位統計立論的根據，仍是以五十數為大衍之數而作立論的根源。因為五十數包括行陰二十五數，行陽二十五數。說明陰陽平衡合乎和道的標準。所以，古人認為五十動而不見脈搏間歇的人，是健康的。

【臨床應用】

一、綜合前段經文，一息脈至四至，閏以太息為五至的規律，在臨床上以診脈的有餘或不足。

二、根據理論，診脈時看它應數或者不應數，以推知其人的脈象是正常的或者非常的。從而診斷他的陰陽虛實寒熱表裏，進一步以推知他可治與不可治。

方盛衰論

【正文】

形氣有餘，脈氣不足，死；脈氣有餘，形氣不足，生。（出《素問》）

【重點補充】

一、這一段經文的重點，強調脈氣重要的原則性，就形脈二者的比重而說脈重於形。其立論的基礎建立於形生的氣化論。

古人認為脈是形生的根本，所謂太素之始也。如果，脈氣受了病，雖然形體在某一個階段上，尚未見到病象，終歸於在不斷發展的規律下而變化為死症。因為根本已壞，內臟已傷，其死期的來臨，僅是時間問題而已。故古人寄喻脈病而形不病的人，名曰行屍走肉。

二、本文是從脈氣和形氣的正面而立說的。如果從反面去看，則「形肉已脫，九候雖調，猶死」。（見三部九候論）這是說形體的大肉消殆盡，骨瘦如柴，從形氣上面論斷其人必死。因為，脾主肌肉與四肢，大肉消脫，則為脾絕的外表現象，又脾土為生化之母，生機的根本已壞，焉能再活。

根據上述觀點，對於甲項所說脈重於形的診法，不可執一而論，應讀作正反兩面的靈活運用。

三、根據這段經文的含義，可以得如下的兩個概念：

（一）脈氣敗壞而形氣尚未見傷的患者，是難治的症候，甚至是死症，僅是時間的長短而終必致死。

（二）形氣雖傷、脈氣未敗的患者，還可以治療。但，形氣太傷，大肉脫已盡，其程度等於機器因有形的消磨，折舊太甚，已無修理的可能，是必然要報廢的，人的形氣太傷而為死症，也同此理。

【臨床應用】

一、脈診時發現脈氣先壞，而形氣尚未見病的患者，據以先知預後不良。

結合天人合一的理論，可以推知其死期的遠近，在某一個節氣病變化惡而致死。

二、如果僅因「形氣不足，脈氣有餘」，只是在「不足」的對比情況下，是可治的症候，依法採用味厚的滋補藥，以填補形質的虧損。但，超過了「不足」的現象，而已成大肉消脫殆盡的「太過」程度，則是不治之症了。因為脾土已絕，而滋補形質的藥物，多屬陰凝滯胃的品類，不會被消化吸收了。

脈要精微論

【正文】

持脈有道，虛靜為保。春日浮，如魚之游在波；夏日在膚，泛泛乎萬物有餘；秋日下膚，蟄蟲將去；冬日在

骨，蟄蟲周密，君子居室。故曰：知內者，按而紀之；知外者，終而始之。此六者，持脈之大法。（出《素問》）

【重點補充】

一、這一小段經文，重點的統說脈診分為六個大法。即內、外、春、夏、秋、冬。內是說臟象，外是說經絡，根據人體內景的生理關係而切脈，春、夏、秋、冬是說四時與人體的關係而影響氣脈的變化。

二、「虛靜為保」——虛靜二義，是持脈的總綱領。其含義是說，在切脈的時候，必須要「虛」而又「靜」。

所謂虛也者，心無雜念，如器之虛空才能受納，也就是說念頭不要開小差，專心在切診的指頭上面。所謂靜也者，與虛字的含義不同，虛是說心念的本體，把一切心放下，空無雜念，連浮沉遲數的脈訣念頭也沒有，是指內在的心念，以及自我發動的雜念為對象而說的。

靜字的含義，則是受外因的干擾，而導致心念攀緣外馳，以致不能集中念頭而言的，否則就因而不能清靜內在的心念，影響思想開了小差，離開了切脈的指頭。則切脈形成形式，等於不切脈了。

虛與靜是互為因果的，不能虛則不能靜，而不靜的干擾也會影響虛的根本。

總而言之，切脈要做到「神與脈合」，也就是說思想不能開小差，要將萬緣放下，把念頭集中，寄放在切脈的指頭上，凝神聚氣地體會患者氣脈的動象。如果能夠鍛鍊得把心念高度集中，做到「我即是脈，脈即是我」，「脈我

不二」，即是「神與脈合」的深度體會，也就是切脈的最高功夫。

當此之時，一心一意，念茲在茲，只與脈動的象徵合而為一，外面的一切聲音嘈雜，自己反而聽不見，如此切脈，則算有點基礎，勉強夠得上「切而知之謂之工」了。否則，自己一面指頭切脈，同時又與他人東扯西拉，閒話山海經，脈是脈，你是你，連指頭放的位置也不正確，還能說得上切脈嗎？這等於不切脈了！然而又敢於處方，則可以肯定是依靠問診而處方的，實不足以言脈診。

三、古人說「脈道難言」，的確是經驗之談。因為各種脈象，很難用文字語言來描寫與傳述。

例如：「春日浮，如魚之游在波」，是說春季的陽氣初動，動而不彰，好像魚游在水波之中，蕩漾悠游，自在活潑，是有生氣蓬勃的滋味。因此春脈應弦。

「夏日在膚，泛泛乎萬物有餘。」是說夏季的陽氣充沛，暢達全身，如像萬物生長榮茂的滋味。因此夏脈應鈎。

春、夏兩季的脈象，都應該合乎「浮」象的標準才是正平的脈。

「秋日下膚，蟄蟲將去。」是說秋季的陽氣收斂是歸藏蟄伏的開始，如像百蟲將要蟄眠的朕兆，將去未去的滋味。因此秋脈應毛。

「冬日在骨，蟄蟲周密，君子居室。」是說冬季陽氣伏藏，閉固在裏，如像百蟲蟄伏冬眠，深藏不露，而不再向外活動的滋味。因此冬脈應石。

秋、冬兩季的脈象。都應該合乎「微沉」與「沉」象

的標準，才是正平的脈。

據以上經文的範例，是把人體結合自然界氣候而說脈的常道。與此常道相反的脈象，即是病變的脈了。

例如，「春得秋脈」或者「夏得冬脈」，我們根據範例所說，從陰陽理論去推求，不難體會脈病的現象。

與此常道相反的叫做「變道」，變道除了內臟本身氣脈已病之外，另則有關衣、食、住、行的環境刺激，也會影響脈象的變化。

四、「知內者，按而紀之；知外者，終而始之。」這四句經文的義，是切脈的關鍵。也就是「分經候脈」的論理根據，是切脈辨證方法的基礎。

因為「內」言臟氣，臟像是有固定的位置，所以能夠按而分紀之。「外」言經氣，經絡是有一定的軌道，所以能夠循著經絡終而始之。

按、紀、終、始的含義，是說切脈要分別臟腑的位置和經絡的軌道，從而個別的切脈。不是簡單的只診「太淵脈」的寸關尺就能解決問題。

例如：傷寒論每言「趺陽脈」如何如何，是說切診臟腑部位的臟氣。又說脈「來去」如何如何，是說切診經絡終始的經氣。其他如診人迎、氣口、離經、太衝等等，也同此理。

因此，不知內外，則不能切診人體五臟六腑、陰陽十二正經和奇經八脈的氣脈。

【臨床應用】

一、四季脈象的標準，須從實踐中去體會印證。只是文字上的體會，或者不求甚解，略記大意，是不行的。

二、結合臟象論，經絡論，才能徹底學會脈診的理論。又必須有高度的內養工夫，才能體會脈法的個中三昧。

所謂內養工夫，即是思想意識要在一剎那之間，能夠高度的集中，外緣的一切干擾，充耳不聞，充眼不見，而一心在脈上。

三、真正體會到「神與脈合」的方法，則不特脈動的浮、沉、遲、速等等動象能夠指下明白，進一步體會脈氣的來去、出入、離合，甚至脈動的細微聲響，也會清楚地聽見，尤其是二陽經胃家的氣脈，因他的氣脈皆旺，是多血多氣的經脈，即初學的人，也容易聽見吱咕吱咕的聲響。

四、關於脈診，當結合全篇來體會，不能孤立地來看這一小段。

五、各種脈象的體會，在臨床時根據實際情況去學習，才能徹底瞭解。建議大家建立學習小組，從臨床實踐中去研究。否則依稀彷彿，必致你我他三個大夫會診一個患者的脈，而有三種不同的脈象。

把三個人的脈診結論，一相對證，連自己也沒有是非的辨識了。其實真正搞通了脈診的理論和方法，幾個大夫會診一個患者的脈象，應該大體是一致的，認識也會是統一的。

玉機真藏論

【正文】

春脈者，肝也，東方木也，萬物之所以始生也。故其氣來，軟弱輕虛而滑，端直以長，故曰弦。反此者病。其氣來，實而強，此謂太過，病在外；其氣來，不實而微，此謂不及，病在中。太過則令人善怒，忽忽眩冒而顛疾；其不及則令人胸痛引背，下則兩脅胠滿。

夏脈者，心也，南方火也，萬物之所以盛長也。故其氣來盛去衰，故曰鉤。反此者病。其氣來盛去亦盛，此謂太過，病在外；其氣來不盛去反盛，此謂不及，病在中。太過則令人身熱而膚痛，為浸淫；其不及則令人煩心，上見咳唾下為氣泄。

秋脈者，肺也，西方金也，萬物之所以收成也。故其氣來輕虛以浮，來急去散，故曰浮。反此者病。其氣來毛，而中央堅，兩旁虛，此謂太過，病在外；其氣來毛而微，此謂不及，病在中。太過則令人逆氣而背痛，慍慍然；其氣不及則令人喘，呼吸少氣而咳，上氣見血，下聞病音。

冬脈者，腎也，北方水也，萬物之所以含藏也。故其氣來沉以搏，故曰營。反此者病。其氣來如彈石者，此謂太過，病在外；其去如數者，此謂不足反病在中。太過則令人解㑊，脊脈痛，而少氣不欲言；其不及，則令人心懸如病饑，耳中清，脊中痛，少腹滿，小便變赤黃。

　　脾脈者，土也，孤藏以灌四旁者也。善者不可得見，惡者可見。其來如水之流者，此謂太過，病在外；如鳥之喙者，此謂不及，病在中。（出《素問》）

【重點補充】

　　一、這一段經文重點敍述五臟的現象。就盛衰的角度而言，把脈分為太過與不及兩大類。並且根據脈象，把二者各別所主的症狀，也重點加以敍述。同時，又就陰陽本性和五行形生的觀點，結合自然界春、夏、秋、冬四時的關係而說五臟正平的標準脈象。

　　二、所舉寄喻五臟脈象的實例，如弦、鉤、毛、石，以為肝、心、肺、腎的標準脈象（脾脈以緩、長為標準）雖然各有形容之詞，可以大體瞭解其含義的旨趣，如果要徹底地辨識它，則非在臨床實踐中去摸索不可。否則，診脈斷症，必難正確。

　　三、經文裏所說太過與不及的脈象，以診斷病的虛、實、表、裏，所謂「病在外，病在中」的含義，包括外邪和內傷兩大病理的分別，二者之中，又各有內外傳變的關係，不能機械地、單純地來看待它。也就是說，外邪有由外傳裏的，內傷也有由裏出表的。而表裏外中的分別，則以脈象來診斷它。

　　四、「端直以長」，是以位置而說「弦」脈的形象。「軟弱輕虛而滑」，是形容弦脈的本體，是以弦脈的氣機立說的。其含義是說春季肝脈像弓弦，但要軟弱輕而滑，才不至於剛勁。猶如弓弦雖然緊張，而叩之、拉之後，則仍柔

和相順，不是死硬的如金石般的觸手。

「實而強」，則脈必洪大浮緊，而不符合軟弱輕虛的標準，故為太過。「氣來實而強」為陽脈，洪大浮緊亦為陽脈，因為陽性上炎而外開，故曰病在外。「氣來不實而微」，則脈必沉細遲弱，而不符合端直以長的標準，故為不及。氣來不實為陽虛而陰盛，脈沉細遲弱為陰，因為陰性內守而靜下，故曰病在中。

眩冒，顛頂痛，善怒，是肝脈太過實症現象（按：因為肝在五志主怒，虛則主恐），兩脅脹滿，胸痛引背，是肝脈不及的虛症現象。之所以會有這些現症，是因為這些地方是肝經行經的軌道。

五、「其氣來盛去衰」，來去是說陰陽行經的方向道路，盛衰是說氣的多寡強弱。綜合二者以形容心脈在夏季要如鉤。

所謂鉤脈，其含義是說像「帶鉤」的形狀，其氣來盛，如「帶鉤」的頭，尖小強實；其氣去衰，如帶鉤的尾，逐漸寬洪大散。（按：古人束衣，腰間用帶鉤）。

來去兩盛，鉤失其體，故曰太過。來不盛，去反盛，鉤失其用，故曰不及。

陽性炎上而外開，今又為太過之脈，則陽氣有餘，故病在外而為身熱膚痛。不及之脈，為心氣衰而陽氣不能衛行於外，故病在內而心煩；虛火內鬱而剋於肺金，故上見咳症，陽氣虛而不能上升，下陷於濁陰之中，故下見洩氣。

六、「其氣來輕虛以浮，來急去散，故曰浮。」是形容肺脈在秋季如「毛」的標準脈象。其含義是比喻如循摸

鳥的羽毛，從羽毛的根部循著摸到尖端，則輕虛以浮，來
急去散的滋味，可以體會無餘了。

如下示意圖（圖5-3）：

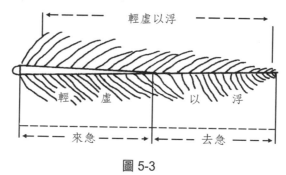

圖5-3

「中央堅，兩旁虛」，不合「來急去散」的標準。應
見「輕虛」的體象反而見「堅實」，故曰太過。「浮而堅實」
為陽脈，陽氣開行於外，故曰病在外。「氣來而微」不合
「來急」的標準，則其去必更散，故曰不及。微細散皆為
陽氣虛，無力運行於外，故曰病在中。

如下示意圖（圖5-4-1、圖5-4-2）：

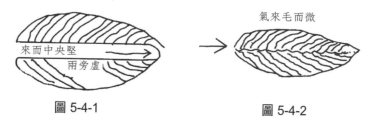

圖5-4-1　　　　　　　　　　圖5-4-2

肺主氣運，大過則陽氣旺盛，因為太陽為三陽的主
氣，其經絡行道於背後，故令人背痛而溫溫發熱。不及則
陽氣衰弱，外呼多而內吸少，氣脈不能歸元，陰虛內傷，

陽無所附，故上則氣喘，咳嗽咯血，下則腸鳴矢氣。

　　七、「其氣來沉以搏，故曰營」，是形容腎脈在冬季要如「沉石」的意思，而又是說腎脈的標準。

　　「其氣來如彈石」，是說觸指堅強的形容詞，而不合「沉以搏」的正平脈象，故曰太過。「其去如數」，是說似數非數，言脈的去向迅速，因陽氣陽而現飄搖直墮如銀河倒瀉的意思，故曰不及。

　　腎陽太過，故令人懈惰，肢體弛縱，懶不欲言；腎與膀胱為表裏，行經於背脊，眇中在季脅下空軟之處，是腎臟的位置，故不及令人小便變色，脊背痛，眇中酸楚；腎脈入腹，故不及又令人少腹滿。

　　八、「善者不可得見」，是說脾脈旺於四時的末之氣，既沒有四方的定位，也沒有一定的象形可見，難以形容，也難以事物來舉例，故曰善者不可得見。善的含義即正平脈象的意思，後來根據這種體會，把脾臟正平的脈象取名曰「緩」。

　　「其來如水之流」，是說脈來無規律，散漫無頭緒，故曰太過。脾陽散漫，故曰病在外。「如鳥之啄」，是說堅銳如像鳥有嘴巴，不合緩脈的標準，陰凝過甚，故曰病在中。如此脈象，都是脾脈的敗症，故曰惡。有脈象可循，故曰可見。

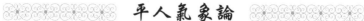

平人氣象論

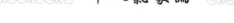

【正文】

夫平心脈來，累累如連珠，如循琅玕，曰心平，夏以胃氣為本。病心脈來，喘喘連屬，其中微曲，曰心病。死心脈來，前曲後居，如操帶鈎，曰心死。

平肺脈來，厭厭聶聶，如落榆莢，曰肺平，秋以胃氣為本。病肺脈來，不上不下，如循雞羽，曰肺病。死肺脈來，如物之浮，如風吹毛，曰肺死。

平肝脈來，耎弱招招，如揭長竿末梢，曰肝平，春以胃氣為本。病肝脈來，盈實而滑，如循長竿，曰肝病。死肝脈來，急益勁，如新張弓弦，曰肝死。

平脾脈來，和柔相離，如雞踐地，曰脾平，長夏以胃氣為本。病脾脈來，實而盈數，如雞舉足，曰脾病。死脾脈來，銳堅如鳥之喙，如鳥之距，如屋之漏，如水之流，曰脾死。

平腎脈來，喘喘累累如鈎，按之而堅，曰腎平。冬以胃氣為本。病腎脈來，如引葛，按之益堅，曰腎病。死腎脈來，發如奪索，辟辟如彈石，曰腎死。（出《素問》）

【重點補充】

一、這一段經文，當結合上一段玉機真藏論所說脈道，總合來體會它。

二、這一段經文，仍然是說五藏的脈象，而把它分為

平脈、病脈、死脈三個階段來敍述,又把每一個階段的脈象情況,舉例比喻,以狀脈象。這一些形容詞句,雖然有具體的實物可憑,然而要徹底體會它,須得採用「遠觀近擇」的方法,結合人、物二者來體會,更要從實踐中去體會它。

三、診候五臟的平脈、病脈、死脈有一個標準問題,即以胃氣為根本,所謂「緩脈」也。因為胃為水穀之海,乃後天生化的根本。土旺四時而生化木火金水,故五臟皆稟受胃氣,而它們的脈象都以胃脈為平脈。也就是說,五臟的脈象雖然各個不同,而必須共同具備「緩」脈的神韻。反此,則是病脈,或者死脈了。

四、結合春、夏、秋、冬四季的氣候來推求五臟的脈象。

脈要精微論

【正文】

夫脈者,血之府也。長則氣治,短則氣病;數則心煩,大則病進;上盛則氣高,下盛則氣脹;代則氣衰,細則氣少,澀則心痛;渾渾革至如湧泉,病進而色斃;綿綿其去如弦絕死。(出《素問》)

【重點補充】

一、這一段經文,是總說各種脈象所主的病變,以陰

陽相對論而立說的。

　　二、氣血相對而相因緣，故診脈可以辨知氣血的盛衰，從而知道病邪的淺深與所中的臟腑。

　　三、聚會的地方曰府。營行脈中，故為血之府。

　　四、參考《靈樞》邪氣藏腑病形篇第四。按：該篇經文敍述五臟的各種脈象的病理，與個別所主的病變，而統屬於緩、急、大、小、滑、澀六脈。在這一基礎上，可以鑽研發揮。

大奇論

【正文】

　　脈至浮合，浮合如數，一息十至以上，是經氣予不足，微見，九十日死。脈至如火薪然，是心精之予奪也，草乾而死。脈至如散葉，是肝氣予虛也，木葉落而死。脈至如省客，省客者，脈塞而鼓，是腎氣予不足也，懸去棗華而死。脈至如泥丸，是胃精予不足也，榆莢落而死。脈至如橫格，是膽氣予不足也，禾熟而死。脈至如弦縷，是胞精予不足也，病善言，下霜而死，不言可治。脈至如交漆，交漆者，左右旁至也，微見，三十日死。脈至如湧泉，浮鼓肌中，太陽氣予不足也，少氣，味韭英而死。脈至如頹土之狀，按之不得，是肌氣予不足也，五色先見黑，白壘發而死。脈至如懸雍，懸雍者，浮揣切之益大，是十二俞之予不足也，水凝而死。脈至如偃刀，偃刀者，

浮之小急，按之堅大急，五臟菀熱，寒熱獨并於腎也，其
人不得坐，立春而死。脈至如丸，滑不直手，不直手者，
按之不可得也，是大腸氣予不足也，棗葉生而死。脈至如
華者，令人善恐，不欲坐臥，行立常聽，是小腸氣予不足
也，季秋而死。（出《素問》）

【重點補充】

一、這一段專門說死脈的。寄喻於事物，以形容各種
死脈的象徵。

二、在天人合一思想的指導之下，結合天地陰陽、四
時八節，以推死期。

三、這裏所敍述的一些脈象，是以浮、沉、緩、急、
遲、數、長、短、滑、澀、大、小為基礎，從而敍述脈象
的變道，借事物以形容脈象的幽微，故曰大奇，是分析中
又分析的診法。

【臨床應用】

一、在基本脈法學會以後，應該進一步的鑽研這類脈
象。

二、學會診脈方法，必須凝神聚氣，思想意識一點也
不能開小差。尤其體會這類幽微的脈象，更非高度集中不
可。

三、歷代諸名家，在《內經》論脈的基礎上，因時代
的進步，也不斷地有所發展。單就奇怪脈而言，分為七
種，一曰雀啄，二曰屋漏，三曰彈石，四曰解索，五曰魚

翔，六曰蝦游，七曰釜沸，也應該參考學習。尤其是太素脈所論，更該研究。

三部九候論

【正文】

獨小者病，獨大者病，獨疾者病，獨遲者病，獨熱者病，獨寒者病，獨陷下者病。

……

形盛脈細，少氣不足以息者危。形瘦脈大，胸中多氣者死。形氣相得者生，參伍不調者病。三部九候，皆相失者死。形肉已脫，九候雖調，猶死。七診雖見，九候皆從者，不死。（出《素問・三部九候論》）

凡持真脈之藏脈者，肝至懸絕，十八日死。心至懸絕，九日死。肺至懸絕，十二日死。腎至懸絕，七日死。脾至懸絕，四日死。

陰搏陽別，謂之有子。（出《素問・陰陽別說》）

婦人手少陰脈，動甚者，妊子也。（出《素問・平人氣象論》）

【重點補充】

一、原文三部九候論「獨小者病」一段和「形盛脈細」一段，是前後個別選入的，茲以便於體會起見，把它綜合起來。

二、本段裏的陰陽別論，原本也是分兩段選輯的，茲亦把它併在一起，便於體會。

三、所謂三部九候的含義，是古人專門研究脈診的方法。按《內經》所說的三部九候，以人體的頭、手、足為三部，在每一個部位中，分三個不同的地方診脈謂之九候。

又按：《難經》裏所說的寸、關、尺為三部，浮、中、沉為九候，是專門候診「太淵脈」的方法。與內經所說的三部九候，名同而用法不同，但其中原理卻是一個。所謂「同出而異名」、「同體而共用」也。參考前注寸、關、尺條文。

茲據三部九候論所說的分經候脈，援引王注及林億等校刊的要點，列表如下（表 5-1）：

三候九部	上三部	天：取候膽經的懸厘雙穴，診頭額病。
		地：取候胃經的四白雙穴，診口齒病。
		人：取候三焦經的禾窌雙穴，診耳目病。
	中三部	天：取肺部的經渠雙穴為輔，經診肺病。而以太湖雙穴為主，所謂脈會太淵的診療，則用寸、關、尺的辨證方法，經統候臟腑陰陽的虛實。
		地：取候大腸經的合谷雙穴，經診胸中病。
		人：取候心經的神門雙穴，經診心臟病。
	下三部	天：取候肝經的陰廉雙穴，以診肝臟病。
		地：取候腎經的復溜雙穴，以診腎臟病。
		人：取候脾經的陰陵泉雙穴，以診脾臟胃病。

按：根據上表而言，這些分經診脈方法，來源已古，後來的時代進化，不斷提高，有所改進，例如傷寒論說的「趺陽脈」、「離經脈」等，皆內經之所未言。又如太素脈經所傳的方法，則又大大不同，可為明證。因此，我們當在這基礎上，再求提高，並取得科學的證明。

四、這五段經文，雖然都是說脈法，而它的重點，是側重敍述，「形氣相應，脈症相合的」。也是結合於望診的用法。

五、婦科的妊娠脈象，參考秦注，從而在實踐中去體會它。除了診候太淵脈之外，可以候「太衝穴」。以我的經驗而言，大約「太淵脈」的「寸部」「滑」而「尺部」「沉」，「太衝脈」「伏」的人，十中有九，必是妊娠的脈象。

徵四失論

【正文】

診病不問其始，憂患飲食之失節，起居之過度，或傷於毒，不先言此，卒持寸口，何病能中？妄言作名，為粗所窮。（出《素問》）

【重點補充】

一、這一段經文的意義，有兩個重點：

（一）敍述診脈必須與問診相結合，因為望、聞、切三種診法，是根據望形色，聞聲音，切脈動，是以現階段

而著手的，要印證現在，推論未來，必須瞭解過去，從過去歷史的觀點，結合現在的情況，才能正確處理治療問題，從而才能收到未來的療效。因此，必須結合問診。如上所述，可以得一個公式如下：

$$\frac{望、聞、切}{現在} + \frac{問}{過去} = \frac{病變、立法、療效}{未來}$$

（二）不結合問診，固然不合理，單獨切診太淵脈，也是不合理，必須分經切脈，才合辨證的原則。否則，即犯了孤立四診原則性的錯誤，造成過失，故曰徵四失論。

　　二、這一段經文諄諄告誡我們，必須堅持運用四診方法，不可漫不經心，所謂「妄言作名，為粗所窮」，是我們的通病。

　　三、重視病歷的探討，以衣、食、住、行四者為對象。而別三因的類屬和八綱的辨證。

【臨床應用】

（1）問寒熱的先後，朝暮、輕重、久暫。

（2）問有汗無汗（包括自汗盜汗）。

（3）問頭身痛苦，新久，朝夕，處所。

（4）問大小便的通秘，溏鞕，顏色。

（5）問飲食好壞，化與不化，饑與不饑。

（6）問胸中痞暢。

（7）問耳鳴耳聾。

（8）問口苦乾渴，寒熱喜惡。

（9）問從前得過什麼病。

（10）問父母的血統遺傳，推其先天。

（11）問衣食住行的情況，推其環境。

（12）問婦科月經的早遲，顏色。

（13）問帶下，症瘕的有無。

（14）問小兒科麻疹痘疹的免疫情況。

（15）問傷科在仆跌致傷的方向和悶絕與否。

（16）問曾經服過什麼藥物，參考檢查前醫的處方。

附錄　醫中百誤歌：

醫中之誤有百端，漫說肘後有金丹。

先將醫誤從頭數，指點分明見一斑。

醫家誤，辨證難，三因分症似三山，

三山別出千條脈，病有根源仔細看。

醫家誤，脈不真，浮沉遲數不分清，

卻到分清渾又變（如熱極脈反澀細，寒極反鼓之
類），

胸中了了指難明。

醫家誤，失時宜，寒熱溫涼要相時；

時中消息團團轉，惟在沉潛觀化機。

醫家誤，不明經，十二經中問好因，

經中不辯循環理，管教陽症入三陰

（六淫之邪善治，三陽則無傳陰之患）。

醫家誤，藥不中，攻補寒溫不對症；

實實虛虛誤匪輕，舉手須知嚴且慎。

醫家誤，伐無過，藥有專司切莫錯；
引經報使本殊途，投劑差訛事輒覆。
醫家誤，藥不中，重病藥輕輕反重；
輕重不均皆誤人，此道微乎危亦甚。
醫家誤，藥過劑，療寒未已熱又至，
療熱未已寒更生，勸君舉筆須留意。
醫家誤，失標本，緩急得宜方是穩；
先病為本後為標，纖悉兒微要中肯

（言病症錯綜複雜，當分辨標本，權其緩急，而
後立法施治，要貴手有計劃佈置）。

醫家誤，捨正路，治病不識求其屬；
壯水益火究根源，太僕之言須誦讀。
醫家誤，昧陰陽，陰陽極處沒抓拿；
亢則害兮承乃制，靈蘭秘旨最神良。
醫家誤，昧寒熱，顯然寒熱易分別；
寒中有熱熱中寒，須得長沙真秘訣。
醫家誤，昧虛實，顯然虛實何難治？
虛中有實實中虛，用藥東垣有次第。
醫家誤，藥姑息，症屬外邪須克治；
痞滿燥實病堅牢，茶果湯丸何所濟。
醫家誤，藥輕試，攻病不知顧元氣，
病若袪時元氣傷，似此何勞君算計？

（此言輕劑誤事，峻劑僨事，二者交譏。後世醫
者，妄用攻劑，亂試方藥，病員蒙害，豈可勝數，吾
人當深誡之。）

醫家誤，不知幾，脈動症變只兒希，

病在未形先著力，明察秋毫乃得之。

（言上工憑四診方法，見微如著，彌患於未病。）

醫家誤，鮮定見，見得真時莫改變；

恍似乘舟破浪濤，把舵良工卻不眩。

（言病輕藥應易也，人人可能做到。唯於重病，定見定守，歷險阻而不移，起人於垂危之際，始足稱學歷兩厚。讀古名家醫案，連續用藥，立法不變，達一二百劑，足徵古人見識有定準。）

醫家誤，強識病，病不識時莫強認；

謙躬退讓遜賢能，務俾他人全性命。

醫家誤，在刀針，針有時宜並淺深；

百毒總應先艾灸，頭面之上用神燈。

醫家誤，薄愚蒙，古人矜恤是孤窮；

病篤必施真救濟，要將人患當我躬，

醫家誤，不克己，見人開口便不喜；

豈知必蕢有一能，何況同人說道理。

醫家誤未已，病者誤方興，

業醫通人事，上工學乃真。

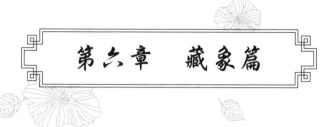

【正文】

心者，君主之官也，神明出焉。肺者，相傅之官，治節出焉。肝者，將軍之官，謀慮出焉。膽者，中正之官，決斷出焉。膻中者，臣使之官，喜樂出焉。脾胃者，倉廩之官，五味出焉。大腸者，傳導之官，變化出焉。小腸者，受盛之官，化物出焉。腎者，作強之官，技巧出焉。三焦者，決瀆之官，水道出焉。膀胱者，州都之官，津液藏焉，氣化則能出也。凡此十二官者，不得相失也。故主明則下安，以此養生則壽，歿世不殆，以為天下則大昌。主不明，則十二官危，使道閉塞而不通，形乃大傷，以此養生則殃，以為天下者其宗大危，戒之戒之！（出《素問》）

【重點補充】

一、藏象篇全章的內容，重點說明內臟的形生狀態，和內臟的生理功能，以及「表裏」的「根苗」反應的象徵。

以此為主要論點。

二、從而結合自然界環境的影響而立論。又引據古代的官職制度（可以參考《大戴》、《小戴》以及《白虎通》等書），用設官分職的行政系統來比喻內臟功能的縱橫關係。根據這種天人合一的觀點，說明整體觀念的正確性。以此為次要的論點。

三、這裏說的十二官，考據經文的敍述，自相矛盾，有研究整理的必要。我個人不成熟的意見提出理由如後，以供今後研究和改正的參考：

（一）「刺法篇」裏的敍述，以「脾為諫議之官，知周出焉」。而本段經文裏，則以脾胃並稱為「倉廩之官，五味出焉」。我同意刺法篇的記載，而否定本段的文義，認為有錯簡的地方。

因為脾胃是兩個機構而不是一體的東西。又因為胃主五味的納受，而脾則只主甘味，不主五味之全。脾在志為意，所以不能並稱一官，當然應該分別開來立說，才合邏輯。

（二）根據上條的推論，則「十二官」當作「十三官」，才符合實際。而「十二」必然是「十三」的訛誤了。同時，可以肯定「十二」和「十三」的矛盾，必有一是一非。

（三）我個人的看法，認為心者，君主之官的「官」字，當改正為「宮」字，當作「君主之宮」。因為根據古代的官制而論，不能君臣並列，君主不可以「官守」來看待它，它是諸「官」的首腦，統率諸「官」，而諸「官」是聽命於君主的旨意，守於四方的。所以我疑君主之官的

「官」字,「官」「宮」形相近似,可能簡錯訛誤了。

又因為百官之議事在「府」,君主之居處在「宮」,所謂「府中」、「宮中」也。故認為改「官」作「宮」字,于理相通,於事切合,而不害詞義。

(四)內經強調心的功能,並不局限於心臟,故喻之為君王之官,如果把心臟單獨列為君主之宮,其下屬相傳,將軍等官,在原來十二個之中,則少了一個,當把脾為諫議之官加入,仍舊符合十二官的數目,則不必改為十三官了。按:心包絡與心臟是一體而二用的,對此只算做一官了。同時據本段經文「主明則下安……主不明,則十二官危」的含義來體會,也可以意味著「君主」不在「十二」官之內,其意義也是很明顯的。

(五)根據上述的理由,我認為把本段經文作如下的改正:「心者,君主之宮也。神明出焉。」「脾者,諫議之官,智周出焉。」「胃者,倉廩之官,五味出焉。」這樣似乎才切合實際,而不悖乎理論。

四、膀胱者,州郡之官,津液藏焉的含義,所謂州官、縣官是說品級的。某州、某縣是說地興的。據《周禮・地官》云:五黨為州。又鄭康成注云:二千五百家人為州,四縣為郡。又按水可居者曰州,人之聚會曰郡,蓋寄喻其聚會之義。津液之聚蓄於膀胱,亦猶人之聚會於州郡耳。

【臨床應用】

一、熟讀深思,即要個別瞭解內臟的職守(功能),

又要溝通互相間的關係，才能建立整體觀念，也才能應用於臨床。

二、這是內經說內臟氣化的作用，而不是說內臟器質的形生。也是中醫生理學的基礎之一環。

六節藏象論

【正文】

心者，生之本，神之處也。其華在面，其充在血脈，為陽中之太陽，通於夏氣。肺者，氣之本，魄之處也。其華在毛，其充在皮，為陽中之太陰，通於秋氣。腎者，主蟄，封藏之本，精之處也。其華在髮，其充在骨，為陰中之少陰，通於冬氣。肝者，罷極之本，魂之居也。其華在爪，其充在筋，以生血氣；其味酸，其色蒼，此為陽中之少陽，通於春氣。脾、胃、大腸、小腸、三焦、膀胱者，倉廩之本，營之居也，名曰器，能化糟粕，轉味而入出者也。其華在唇四白，其充在肌，其味甘，其色黃，此至陰之類，通於土氣。凡十一藏，取決於膽也。（出《素問》）

【重點補充】

一、秦註改正經文為「脾者，倉廩之本，營之居也；其華在唇四白，其充在肌，其味甘，其色黃，通於土氣。膽、胃、大腸、小腸、三焦、膀胱，名曰器，能化糟粕，轉味而入出者也。」我同意這個意見，同時參考《黃庭內

景經》的密義，煉氣家也如此講法。因此，我認為經文錯簡，這樣改正是合理的。故當從秦注。

　　二、六節的含意，是根據太陰術數，天有上下四方，是為六合，地有正隅中外，是九宮，為乾坤合一的大數。用「納甲」的方法，以六的本體變化，六六為節，把六十天甲子一周，作為一節，六六三百六十天為一周歲，以一歲之節而擬配於人體，人的神氣游行以四肢五臟九竅的氣運，為三百六十節，為出入交會之所，又以土旺四時，而節脾。以木火金水旺於春夏秋冬而節肝、心、肺、腎。考新校正云：全元起注本與太素皆無運氣的論說，疑王冰所補。此說可從。

　　三、這段經文從陰陽的角度，把五臟作陰陽的分別，又結合四季來說五臟的陰陽作用。

　　四、這段經文最有價值的敍述，是把內臟對於人體外在的各個部分，所發生的「根苗」作用，分別它各有所主的關係，根據外在的疾患現象，從而知道臟腑的已病未病，陰陽虛實，進一步作為立法施治的具體根據。

　　總的說來，心主精神活動，運轉血脈，為生命的主宰。肺主氣運呼吸，充盈皮毛。腎主藏精，充盈骨髮。肝主生血，充盈筋甲。脾主營血，充盈肌肉。胃與大小腸、膽、膀胱、三焦等分主納受、排泄、吸收、消化，故名之曰器。

　　五、根據陰陽家的文獻和道藏敍述內景的記載，關於腎臟「其華在髮」一點，有不同的說法。它們說腎之華在鬚眉，鬚眉的濃淡秀濁，是腎臟精氣強弱的表現。

　　而以「髮為血之餘」，為肝臟的氣血所主，厥陰肝木的氣脈，上升顛頂，故發生在頭上，雖然受氣於坎，而與鬚眉是有分別的。

　　按：《內經》也說「髮為血之餘」，因此提出這種說法，以供今後的研究。

　　六、「魄之處也，魂之居也」的含義：附形之靈曰魄，附氣之神曰魂。耳目心識，手足運動，啼呼為聲，魄之靈也。精神性識，漸有所知，魂之神也。又魂，陽氣也，魄，陰神也。

本輸篇

【正文】

　　肺合大腸，大腸者，傳導之府。心合小腸，小腸者，受盛之府。肝合膽，膽者，中清之府。脾合胃。胃者，五穀之府。腎合膀胱，膀胱者，津液之府也。少陽屬腎，腎上連肺，故將兩臟。三焦者，中瀆之府也，水道出焉，屬膀胱，是孤之府也。（出《靈樞》）

【重點補充】

　　一、這段經文的主要論點，是說臟腑表裏的關係，是以經絡論為基礎的。也就是說五臟的真氣通行於六腑，六腑的真精歸攝於五臟，這樣即會發生「陰陽表裏輸應」的作用。

二、關於三焦的問題，歷代名家的說法，都不一致，《難經》及王叔和王冰，皆以三焦有名有用而無形。金代陳無擇則創三焦為脂膜的說法。李士材不贊成上述說法，而認為有三焦，卻又沒有指明。明初的唐百容川諸氏又創納網油、淋巴腺等的說法。

又按：煉氣家的內景經典密義詮釋，則認為三焦是氣化的根本，以上中下而言三焦的分野。三焦本是氣化的作用，通調水道，統屬於膀胱，不與五臟相配，故曰孤府。具體表現在上焦為霧，中焦為漚，下焦如瀆。

又說三焦不能立為一經，手少陽經應該把胰臟列入。因為胰臟是實物，才可以成為一經。不能捨有言無，才是切合生理學的實際問題。

以上的諸家說法，孰是孰非，還待透過科學的研究和證明。希望同好們在今後中西醫合流的研究工作當中，把三焦問題作為重點。

三、「少陽屬腎」的含義是說足少陽膽臟，因為膽與肝「木同受氣於坎」，故曰屬腎。李士材注為三焦不可從。蓋本輸篇亦云：三焦者足少陽太陰之所將，太陽之別也。

四、秦注的體會一欄，立說很精，尤其對西醫同好們研究中醫關於理論的體系不同，有所說明，應當多加體會。

【臨床應用】

一、記熟表裏的關係，在臨床上建立了綜合性的診斷觀點，從而立法施治，就不會頭痛醫頭，腳痛醫腳了。

二、體會這一段表裏的關係，再把它縱橫聯繫起來，

可推論出許多治療法則，尤以治療水腫病，更為明顯。

金匱真言論

【正文】

　　東方青色，入通於肝，開竅於目，藏精於肝。其病發驚駭，其味酸，其類草木，其畜雞，其穀麥，其應四時，上為歲星，是以春氣在頭也。其音角，其數八，是以知病之在筋也，其臭臊。

　　南方赤色，入通於心，開竅於耳，藏精於心，故病在五臟。其味苦，其類火，其畜羊，其穀黍，其應四時，上為熒惑星，是以知病之在脈也。其音徵，其數七，其臭焦。

　　中央黃色，入通於脾，開竅於口，藏精於脾，故病在舌本。其味甘，其類土，其畜牛，其穀稷，其應四時，上為鎮星，是以知病之在肉也。其音宮，其數五，其臭香。

　　西方白色，入通於肺，開竅於鼻，藏精於肺，故病在背。其味辛，其類金，其畜馬，其穀稻，其應四時，上為太白星，是以知病之在皮毛也。其音商，其數九，其臭腥。

　　北方黑色，人通於腎，開竅於二陰，藏精於腎，故病在溪。其味鹹，其類水，其畜彘，其穀豆，其應四時，上為辰星，是以知病之在骨也。其音羽，其數六，其臭腐。（出《素問》）

陰陽應象大論

【正文】

東方生風，風生木，木生酸，酸生肝，肝生筋，筋生心，肝主目；其在天為玄，在人為道，在地為化；化生五味，道生智，玄生神；神在天為風，在地為木，在體為筋，在臟為肝，在色為蒼，在音為角，在聲為呼，在變動為握，在竅為目，在味為酸，在志為怒；怒傷肝，悲勝怒；風傷筋，燥勝風；酸傷筋，辛勝酸。

南方生熱，熱生火，火生苦，苦生心，心生血，血心脾，心主舌，其在天為熱，在地為火，在體為脈，在臟為心，在色為赤，在音為徵，在聲為笑，在變動為憂，在竅為舌，在味為苦，在志為喜，喜傷心，恐勝喜；熱傷氣，寒勝熱；苦傷氣，鹹勝苦。

中央生濕，濕生土，土生甘，甘生脾，脾生肉，肉生肺，脾主口；其在天為濕，在地為土，在體為肉，在臟為脾，在色為黃，在音為宮，在聲為歌，在變動為噦，在竅為口，在味為甘，在志為思，思傷脾，怒勝思；濕傷肉，風勝濕；甘傷肉，酸勝甘。

西方生燥，燥生金，金生辛，辛生肺，肺生皮毛，皮毛生腎，肺主鼻；其在天為燥，在地為金，在體為皮毛，在臟為肺，在色為白，在音為商，在聲為哭，在變動為咳，在竅為鼻，在味為辛，在志為憂，憂傷肺，喜勝憂，熱傷皮毛，寒勝熱，辛傷皮毛，苦勝辛。

北方生寒，寒生水，水生鹹，鹹生腎，腎生骨髓，髓生肝，腎主耳；其在天為寒，在地為水，在體為骨，在臟為腎，在色為黑，在音為羽，在聲為呻，在變動為慄，在竅為耳，在味為鹹，在志為恐；恐傷腎，思勝恐；寒傷血，燥勝寒，鹹傷血，甘勝鹹。（出《素問》）

【重點補充】

一、把這兩段經文合併起來看，而且又要聯繫著陰陽篇的理論看，才能獲得有系統的體會。

二、東、南、西、北、中五方，上、下、左、右、中五位，辛、甘、酸、苦、鹹五味，青、黃、赤、白、黑五色，焦、香、臊、腥、腐五臭（臊一作，臭一作氣），宮、商、角、徵、羽五音，目、耳、口、鼻、舌五官（加入前後陰為上下清濁九竅），呼、笑、歌、哭、呻五聲，春、夏、秋、冬、長夏五季節，風、熱、濕、燥、寒五氣候，金、木、水、火、土五行類，雞、羊、牛、馬、兔五生肖，麥、黍、稷、穀、豆五穀，五、六、七、八、九五數（與一二三四五為生化之用），筋、脈、肉、皮毛、骨五形質，喜、怒、憂、思、恐五情志，頸項、胸、脊、肩、腰股五病所，握、憂、噦、咳、慄五病能，歲、熒惑、鎮、太白、北辰五天星。以上一系列的東西，都擬配於心、肝、脾、肺、腎五臟的。

根據天人合一的觀點，運用陰陽五行的論理方法，把自然界的事物與人體結合起來，作出分類的歸納，以為演繹病理的根據。從而說明人體與自然界的事事物物，具有

牢不可破的關係，也就是整體觀念的具體內容。假如離開
這個整體觀念，或者能籠統地運用，或者機械硬套，又或
孤立觀察，用之於辨證施治是絕對不行的。

三、「其病發驚駭」的含義，日本丹波元簡氏引高葆
衡的新校正本云：疑是衍文。以為當作病在頭云云。

按：原經文「其病發驚駭」與「其病在頭」二者的含
義各別，前者是根據肝木病於巽風的現症而說的；後者是
說肝木的本性直升，其經上至巔頂的病理。故廉夫氏所引
據者不可從之。

四、「上為歲星」。按：鄭玄五行大義所說：歲星者
木之精也，其位東方，主春，以其為歲之首，故名歲星。
藉以寄喻肝木的本性。

五、「其數八」的含義，以及下文有關四臟五六七九
等數，是根據「易數」而說的。所謂「天三生木，地八成
之」，這些數字，是說五行佐天地，生物和成物的次第。
可以參考《尚書》的洪範篇和鄭康成注的「月令正義」與
「易經」繫辭的注釋。

六、「上為熒惑星」的含義，熒惑者火之精，位南
方，主夏。以其出沒無常，故名熒惑，藉以寄喻心體的難
以收攝。又鎮星位中央，鎮宿不移，以寄喻脾土之王於四
時。太白、北辰二義仿此。

七、「病在舌本」。因為脾氣通於舌唇，故望診舌唇
以判吉凶。又按：脾脈挾喉嚨，止舌本，故脾病則舌本強。

八、角音可哥，徵音亢焦。商音潤長，宮音蒼勁（為
四聲之經），羽音沉濁。對於五臟氣機的聞診，有餘和不

足的辨證，關係頗大。故善聞診的上工，隔屋聆音，能辨知病所和判斷生死。

九、五穀、五畜，對於飲食療法、營養滋補的研究價值很大，古代「食醫」學說的發展，即是在這一基礎上進行的。

十、五味、五臭，分入五臟，對於診斷、用藥，都有很大的關係。又於「食醫」的調味，也有「宣忌」的關係。例如：患者自覺口中發甜，知其脾臟有熱，而發鹹味的則知其為腎臟有熱，苦心、辛肺、酸肝，可以類推了。

又例如：因脾土素有痰濕的人，多屬胖子，則不宜於用甘甜的藥物和服餌品。好嗜飲的酒客，也因脾土受濕，而不宜甘甜之品。

十一、風木、熱火、濕土、燥金、寒水，後來發展成為六經立論的基礎。

十二、五色的應用，用於望診可辨證五臟氣色的常與變。

十三、五志的應用，分做兩點：第一，根據患者的性情所發，五志所傷，而推知其五臟受病的因果關係。例如：恐則足不能行，遺尿、陽痿，是恐傷於腎。第二，以五志的相勝，可以應用為「精神病」患者的治療方法。例如：怒以治憂，喜以治怒等。可以參考張子和醫案。

十四、五氣五味的相勝和五方所傷，歸納為三種。東方曰風傷筋，酸傷筋。西方曰辛傷皮毛。中央曰濕傷肉，甘傷肉，是自傷也。南方曰熱傷氣，苦傷氣。北方曰寒傷血，鹹傷血，是傷我所勝也。西方曰熱傷皮毛，是所不勝

傷已也。

十五、五聲的裏面，肝主怒，怒則發聲為呼叫。脾主思，思而得之。則發聲為歌。肺主悲憂，憂則發聲為哭。心主喜，喜則發聲為笑。腎主恐，恐則發聲為呻。

十六、五種變動的病能，在診斷上可以反正互推，知其為五臟中哪一臟的病變。根據現症，也可以推知是哪一臟受了病。

十七、「熱傷皮毛」，據《太素經》文「熱」作「燥」。「鹹傷血」《太素經》文作「鹹傷骨」。「熱傷氣」、「苦傷氣」《太素經》文則作「熱傷脈」、「苦傷脈」。用以經解經的原則來考據它，我個人的意見，以從《太素經》之文為是。

本神篇

【正文】

天之在我者，德也，地之在我者，氣也；德流氣薄而生者也。故生之來謂之精，兩精相搏謂之神，隨神來往者謂之魂，並精而出入者謂之魄，所以任物者謂之心，心有所憶謂之意，意之所存謂之志；因志而存變謂之思，因思而遠慕謂之慮，因慮而處物謂之智。

心怵惕思慮則傷神，神傷則恐懼自失，破䐃脫肉，毛悴色夭，死於冬。

脾愁憂而不解則傷意，意傷則悗亂，四肢不舉，毛悴色夭，死於春。

　　肝悲哀動中則傷魂，魂傷則狂妄不精，不精則不正，當人陰縮而攣筋，兩脅骨不舉，毛悴色夭，死於秋。

　　肺喜樂無極則傷魄，魄傷則狂，狂者，意不存人，皮革焦，毛悴色夭，死於夏。

　　腎盛怒而不止則傷志，志傷則喜忘其前言，腰脊不可俯仰屈伸，毛悴色夭，死於季夏。恐懼而不解則傷精，精傷則骨酸痿厥，精時自下。（出《靈樞》）

【重點補充】

　　一、這段經文是敘述五臟的神志受傷而引起的病變，又結合四季氣候的關係，而推論五行相剋的死期。

　　二、自「天之在我者，德也」，到「因慮而處物謂之智」，共十二句，所說的德、氣、精、神、魂、魄、心、意、志、思、慮、智等項，是以東方哲學為基礎而闡發人體的生化來源，和內外結合的精神活動的作用。這一點與西醫生理解剖學的出發觀點，其體系大大的不同，也是中醫的獨特學說。但它不是唯心之論，而是以唯物觀點作理論基礎的。仍然是用陰陽五行的論理方法來說明和演繹的。例如：「生之來謂之精」，是推論人生之始，認為陰陽兩者，各有其「精」，精即生化根本的來源，陰陽兩精交媾，即會生化萬物。所謂「男女媾精」的「精」，是指陰陽兩性而言，而不是說精子卵子狹義的意思。

　　三、重點說明五臟內因七情的病理，而以五臟各主一志，彼此之間，是互相關係著的，所謂生剋相因、母子相緣的道理，因之，七情病因不能單獨立說。

例如，五志裏的憂悲，本是肺臟所主，而憂悲於中，反致傷肝者，是因為金剋木的緣故。

四、「魂傷則狂妄不精」的「精」，與「恐懼而不解則傷精」的「精」，兩個「精」字的含義迥然不同。前者是說精明失常，見事狂妄而不正，是對精神活動而說的意思。後者是說恐為腎志，恐懼太甚則傷腎，腎主閉藏，因其受傷而失去閉藏收攝的功能，故精液自下，是指內分泌的精液和小便而說的。

五、關於內因七情病理的研究，在內經裏面的材料，我以為還不夠全面，也不夠精深。為了專門研究這一項學問，使它更豐富多彩起見，似宜擴大挖掘面積，博採廣究。而這一些材料，則深埋在佛藏和道藏裏面。例如：丹道家講究的七情六慾、六賊六門、內景功法等，佛家講究的法象唯識、六根六塵、十二因緣等，都是從人體真實存在的色、受、想、行、識而著手專門研究的，也就是專門說生理內在的作用，和外面自然界的影響。我們在取其精華、去其糟粕的原則下，從事研究，由科學的證明是可貴的資料和方向。又按：宗教家所強調的唯心論，其實他們所說的「有部」，仍然不能離開唯物的基礎，我們取其有用的部分，在研究科學的態度上是端正的。這是我個人的意見，是否正確，還望大家來共同討論、研究。

近年來研究氣功療法，唐山、北戴河、上海都有使用儀器測探的報導，這些研究我以為與上述的意見，是分不開的。同時我個人也在親自實踐的體會中，證明這意見有可取的理由。

【臨床應用】

一、對於七情六慾的病變，加以詳細的觀察，結合理論來作深度的體會。

二、統計五臟內因傷志的病例，在臨床上分別記載下來，包括病因、現症、治療、預後等項，以作科學的整理，以期在這舊的基礎上，作新的提高。

三、對於神經衰弱、精神病等患者，即中醫所說的五勞七傷六極和癲狂病，是臨床研究的對象。

附按：五勞七傷六級，根據《金匱要略‧臟腑經絡先後病脈證篇》而言，皆是虛證。

復舉諸家論點如下：《醫學入門》以陰寒、陰萎、裏急、精漏、精少、精清、小便頻數為七傷；《醫鑒》以陰汗、精寒、精清、精少、囊下濕癢、小便澀數、夜夢陰人為七傷；《巢氏病源》以陰寒、陽痿、裏急、精速、精少、陰下濕、精滑、小便數為七傷。又醫家和丹道家的經典記載，以大飽傷脾，大怒傷肝，強力舉重、久坐濕地傷腎，形寒飲冷傷肺，憂愁思慮傷心，風雨暑寒傷形，恐懼不節傷志，為七傷。

心勞、肝勞、脾勞、腎勞、肺勞是為五勞，見「金匱」。又五勞所傷，久視傷血，久臥傷氣、久坐傷肉、久立傷骨、久行傷筋，見《素問‧宣明五氣篇》。

筋極、骨極、血極、肉極、精極、氣極，謂之六級。極的含義，是說病勢之重，已到極點，也等於說是虛勞病最重的階段。

經脈別論

【正文】

　　食氣入胃，散精於肝，淫氣於筋。食氣入胃，濁氣歸心，淫精於脈。脈氣流經，經氣歸於肺，脈朝百脈，輸精於皮毛。毛脈合精，行氣於府。府精神明，留於四臟，氣歸於權衡。權衡以平，氣口成寸，以決死生。飲入於胃，遊溢精氣，上輸於脾，脾氣散精，上歸於肺，通調水道，下輸膀胱，水精四布，五經並行，合於四時五臟陰陽，揆度以為常也。（出《素問》）

【重點補充】

　　一、這段經文，注意敍述飲料和食物納於胃，經過消化、吸收、營養一系列的過程，並敍述陰陽升降的常軌。同時建立了胃為水穀之海、後天生化之本的理論根據。

　　二、其次注重說明脈診寸口的理由。所謂肺朝百脈，脈會太淵，太淵脈是切診的重要地方。

　　三、「水精四布、五經並行」的含義，是說水因氣而化生，故氣為水之母，凡肺氣所到的地方，則水精因之而佈滿充沛。

　　又因為水有清濁的分別，清者為精，精如雨露，灌溉四方；濁者為水，水如江河，涓滴下流。所以精歸五臟，水歸膀胱。而能使五臟的經絡並行。

【臨床應用】

一、把理論記熟。配合脈診篇應用。

二、臨床上使用逐水利尿之劑，根據這個理論，要掌握肺、脾、腎三臟的關係，不可執著單去利膀胱。

五運行大論

【正文】

帝曰：病之生變何如？岐伯曰：氣相得則微，不相得則甚。帝曰：主歲何如？岐伯曰：氣有餘，則制己所勝而侮所不勝；氣不及，則己所不勝，侮而乘之；己所勝，輕而侮之，侮反受邪，侮而受邪，寡於畏也。（出《素問》）

【重點補充】

一、這段經文是摘要說明五運六氣的運行和變化。運用「三元甲子」的理論，從而推論某年會流行某些疾病，是古代氣象學專門學術，用天人合一的觀點而運用於醫學上的。總的說來，是把厥、少、太三陰，和少、陽、太三陽，配合干支紀年而推算「司天」。「在泉」運氣的順逆流轉，以測知風、寒、暑、濕、燥、火六氣，和金、木、水、火、土五行，氣質二者相因相緣的變化，這種變化，即會流行所主的病類。

二、經文詞句的敘述，粗讀起來，似乎有些纏複難懂，經過細細的咀嚼之後，也就很明顯了。「己所勝」的

含義，是說我勝於他。「己所不勝」的含義，是說他勝於我。完全以陰陽的強弱對比而說五行相剋的。

三、「主歲」的含義，是說五運六氣，各有所主之歲，而用干支紀年分別它。

四、司天與在泉的推算方法，及其概要簡介如下：

（一）五運所化：甲己化土，乙庚化金，丙辛化水，丁壬化木，戊癸化火。例如甲己之歲，則以土運統之，乙庚之年，則以金運統之，餘準此類推。

（二）六氣分司：一歲之中，六氣是分別主司的。各主六十天，謂之主氣。一之氣從大寒節起到驚蟄節止，是厥陰風木所主的。二之氣從春分節起到立夏節止，是少陰君火所主的。三之氣從小滿節起至小暑節止，是少陽相火所主的。四之氣自大暑節起至白露節止，是太陰濕土所主的。五之氣從秋分節起至立冬節止，是陽明燥金所主的。六之氣從小雪節起至小寒節止，是太陽寒水所主的。

（三）司天在泉表：

司天主上半年六個月的節令，在泉主下半年六個月的節令。

子午年	少陰君火司天。
	陰明燥金在泉。
丑未年	太陰濕土司天。
	太陽寒水在泉。
寅申年	少陽相火司天。
	厥陰風木在泉。
卯酉年	陽明燥金司天。

少陰君火在泉。

辰戌年　　太陽寒水司天。

太陰濕土在泉。

巳亥年　　厥陰風木司天。

少陽相火在泉。

（四）司天在泉歌訣：

子午少陰君火天，陽明燥金應在泉。

醜未太陰濕土上，太陽寒水從下遷。

寅申少陽相火旺，厥陰風木地中聯。

卯酉卻與子午倒，辰戌巳亥亦皆然。

（五）左掌口訣圖（圖6-1）：

初氣地左二天右，三為司天半歲周。

四為天左五地右，終氣在泉半歲後。

固定的由巳、亥、兩宮，起厥陰，順數到當年的甲子上，看是何字，這個字即當年的司天。本位的前二位是初氣，前一位是二氣。本位上是三氣，本位的後一位是四氣，後二位則是五氣，後三位則是終氣了。

左掌圖只要記熟厥、少、太、少、陽、太六字口訣，則六氣的順序也不會錯了。厥、少、太為三陰，少、陽、太為三陽。

這個方法，以巳亥為固定的開始推算之處，即起厥陰司天，

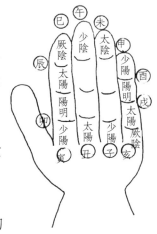

圖 6-1

因此在亥位起厥字，子午位為少字，丑未位為太字，順數到底，皆為當年的司天在泉，其餘五氣，循序可推了。

（六）值年用藥簡訣：

甲己之年丙作首，（丙火生土，土喜乾燥而惡水濕，故藥宜辛燥之品）

乙庚之歲戊為頭，（戊土生金，金喜清肅而惡火燥，故藥宜滋潤之品）

丙辛之年從庚起，（庚金生水，水喜溫暖而惡寒凝，故藥宜溫燥之品）

丁壬壬上癸順流，（癸水生木，木喜條達而惡抑鬱，故藥宜條達之品）

戊癸翻從甲字求。（甲木生火，火喜升發而惡濕鬱，故藥宜清涼之品）

決氣篇

【正文】

兩神相搏，合而成形，常先身生，是謂精。上焦開發，宣五穀味，薰膚，充身，澤毛，若霧露之溉，是謂氣。腠理發洩，汗出溱溱，是謂津。穀入氣滿，淖澤注於骨，骨屬屈伸，泄澤，補益腦髓，皮膚潤澤，是謂液。中焦受氣取汁，變化而赤，是為血。壅遏營氣，令無所避，是謂脈。精脫者耳聾。氣脫者目不明。津脫者腠理開，汗大泄。液脫者骨屬屈伸不利，色夭，腦髓消，脛痠，耳數

鳴。血脫者，色白，天然不澤。（出《靈樞》）

【重點補充】

一、這段經文是解釋精、氣、津、液、血、脈對於人體的作用和重要性，以及充沛和虛損兩大分類的象徵。

二、精和身的推論，認為先要有精，因陰陽交媾，然後才能身生，在陰陽論理的角度來說，是合乎邏輯的。

三、津與液的分別，是就陰陽內外的用而說的，而其本體則是一個。津屬陽，因陽氣外開，發洩於腠理，故曰汗出為津。液屬陰，因陰守於內，淖淖注於骨，故曰潤澤為液。

四、耳為心之竅，腎氣上交會於心，腎主藏精，故精脫者耳聾。

五、臟腑的陽氣皆注於目中，故氣脫者目不明。

六、汗為心之液，屬於陽津，故津脫者大汗外泄而亡陽。

七、腎主藏精，精為陰液，腎又主骨，故液脫者屈伸不利，腦力衰敗，氣色晦枯，是脛酸，耳鳴。

八、血色赤而營於身，故血脫者色白氣枯。

【臨床應用】

一、運用這些理論，在臨床診斷用於問診和望診，可以鑒定患者病屬虛證。又可以鑒別他虛在精、氣、津、液、血、脈的哪一方面。

二、知其虛的所在，立法用藥自然會有效了。

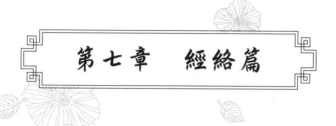

經脈篇

【正文】

　　肺，手太陰之脈，起於中焦，下絡大腸，還循胃口，上膈，屬肺，從肺系橫出腋下，下循臑內，行少陰、心主之前，下肘中，循臂內，上骨下廉，入寸口，上魚，循魚際，出大指之端；其支者，從腕後直出次指內謙出其端。

　　大腸，手陽明之脈，起於大指次指之端，循指上廉，出合谷兩骨之間，上入兩筋之中，循臂上廉，入肘下廉，上臑外前廉，上肩出於髃骨之前廉，上出於柱骨之會上，下入缺盆，絡肺，下膈屬大腸；其支者，從缺盆上頸貫頰，入下齒中，還出挾口，交人中，左之右，右之左，上挾鼻孔。

　　胃，足陽明之脈，起於鼻，交頞中，旁納太陽之脈，下循鼻外，上齒中入，還出挾口環唇，下交承漿，卻循頤後下廉，出大迎，循頰車，上耳前，過客主人，循髮際，至額顱；其支者，從大迎前，下人迎，循喉嚨入缺盆，下膈，屬胃，絡脾；其直者，從缺盆下乳內廉，下狹臍，入

氣街中；其支者，起於胃口，下循腹裏，下至氣街中而合，以下髀關。抵伏兔，下膝臏中，下循脛外廉，下足跗，入中趾內間；其支者，下膝三寸而別，入中趾外間；其支者，別跗上，入大趾間出其端。

脾，足太陰之脈，起於大趾之端，循趾內側白肉際，過核骨後，上內踝前廉，上踹內，循脛骨後，交出厥陰之前，上膝股內前廉，入腹，屬脾，絡胃，上膈，挾咽，連舌本，散舌下；其支者，復從胃別上膈，注心中。

心，手少陰之脈，起於心中，出屬心系，下膈，絡小腸；其支者，從心系，上挾咽，繫目系；其直者，復從心系，卻上肺，出腋下，循臑內後廉，行太陰，心主之後，下肘內，循臂內後廉，抵掌後銳骨之端，入掌內後廉，循小指之內出其端。

小腸，手太陽之脈，起於小指之端，循手外側上腕，出踝中，直上循臂骨下廉，出肘內側兩筋之間，上循臑外後廉，出肩解，繞肩胛，交肩上，入缺盆，絡心，循咽，下膈，抵胃，屬小腸；其支者，從缺盆循頸上頰，至目銳眥，卻入耳中；其支者，別循頰上䪼抵鼻，至目內眥，斜絡於顴。

膀胱，足太陽之脈，起於目內眥，上額交巔，其支者，從巔至耳上角；其直者，從巔入絡腦，還出別下項，循肩髆內，挾脊抵腰中，入循膂，絡腎，屬膀胱。其支者，從腰中下挾脊，貫臀，入膕中；其支者，從髆內左右，別下貫胛，挾脊內，過髀樞，循髀外，從後廉下合膕中，以下貫腨內，出外踝之後，循京骨，至小趾外側。

　　腎，足少陰之脈，起於小趾之下，斜走足心，出於然骨之下，循內踝之後，別入跟中，以上腨內，出膕內廉，上股內後廉。貫脊，屬腎，絡膀胱；其直者，從腎上貫肝膈，入肺中，循喉嚨，挾舌本；其支者，從肺出絡心，注胸中。

　　心主，手厥陰心包絡之脈，起於胸中，出屬心包絡，下膈，歷絡三焦；其支者，循胸中出脅，下腋三寸，上抵腋下，循臑內，行太陰少陽之間，入肘中，下臂，行兩筋之間，入掌中，循中指出其端；其支者，別掌中，循小指出其端。

　　三焦，手少陽之脈，起於小指次指之端，上出兩指之間，循手表腕，出臂外兩骨之間，上貫肘，循臑外，上肩，而交出足少陽之後，入缺盆，布膻中，散絡心包，下膈，循屬三焦；其支者，從膻中上出缺盆，上項，繫耳後，直上出耳上角，以屈下頰至出頤；其支者，從耳後，入耳中，出走耳前，過客主人前，交頰，至銳眥。

　　膽，足少陽之脈，起於目銳眥，上抵頭角，下耳後，循頸，行手少陽之前，至肩上，卻交出手少陽之後，入缺盆；其支者，從耳後，入耳中，出走耳前，至目銳眥後；其支者，別銳眥，下大迎，合於手少陽，抵出頤，下加頰車，下頸，合缺盆，以下胸中，貫膈，絡肝，屬膽，循脅裏，出氣街，繞毛際，橫入髀厭中；其直者，從缺盆下腋，循胸過季肋，下合髀厭中，以下循髀陽，出膝外廉，下外輔骨之前，直下抵絕骨之端，下出外踝之前，循足跗上，入小趾次趾之間；其支者，別跗上，入大趾之間，循

大趾歧骨內出其端，還貫爪甲，出三毛。（按：馬元台本「還貫爪甲」係恉文。）

肝，足厥陰之脈，起於大趾叢毛之際，上循足跗上廉，去內踝一寸，上踝八寸，交出太陰之後，上膕內廉，循股陰，入毛中，過陰器，抵小腹，挾胃，屬肝，絡膽，上貫膈，布脅肋，循喉嚨之後，上入頏顙，連目系，上出額，與督脈會於巔；其支者，從目系下頰裏，環唇口；其支者，復從肝別貫膈，上注肺。（出《靈樞》）

【重點補充】

一、這一段經文，分別敍述了手足三陰三陽十二經的經絡，把起止的路線作了翔實的敍述，已經足以瞭解一個輪廓了。

二、總的說來，十二經的經絡，其循行的常軌，有其一定的方向。即「手之三陰，從臟走手；手之三陽，從手走頭；足之三陽，從頭走足；足之三陰，從足走腹」。這樣，經絡在人體內，即會發生「陰陽相隨，內外相貫，如環之無端」（見衛氣篇）的作用，而循環流注，週而復始。

三、古人發現經絡的運行路線，不是從屍體解剖得來，而是用「內視」方法在實踐中累積得來的。因為經絡系統不等於西醫解剖的神經系統。它是以氣脈為論點，而氣脈的活動情況，隨人的七情六慾而有差別，人死則氣散脈消，經絡也因之而化為烏有。所以，目前的解剖觀點還不可能說明經絡問題。

四、經絡論是中醫內景學說的特點，也是內經裏面的

精華。每一經都有起點終點，有浮支裏支，各個經絡之間，又互相溝通聯繫著，調劑著，發揮它在人體的表裏作用和臟腑的關係。臟腑乃經絡的根本，經絡乃臟腑的枝葉。因此，學習中醫，非把經絡搞通不可，否則在臨床上對於診斷與治療等一系列的原則，必然會茫無定向，而莫名其妙地胡亂施治。

五、近年來經絡測定儀一類的儀器發明之後，不斷地報導有關經絡的文章，足以證明經絡論的真實性，而又與神經系統是有分別的。

六、有些人認為經絡學問，僅對研究針灸才有用，這種觀點完全是錯誤的。

七、研究經絡，依照經文的文字敘述，和各名家所製的圖表，不難一目了然，足以瞭解經絡的系統和流注的道路。但不夠深刻，所謂「相似覺」而已。如果要真實體會經絡論的所以然，則非自己從實踐中去體會不可。實踐的方法，唯一的只有研究「內視」功夫，才能自身印證經絡的實踐情況和氣脈循環的滋味。

八、直行曰經，旁支曰絡。正經有十二，奇經有八，絡有十五。

【臨床應用】

一、參考經絡圖。詳細記熟。

二、根據病患的部位，從而分析是屬於哪一經，分經辨證，在整體觀念的思想方法指導之下，從而論證、立法、處方，則在治療上就有把握了。

骨空論

【正文】

任脈者，起於中極之下，以上毛際，循腹裏，上關元，至咽喉，上頤，循面入目。

衝脈者，起於氣街，並少陰之經，挾臍上行，至胸中而散。

任脈為病，男子結內七疝，女子帶下瘕聚。

衝脈為病，逆氣裏急。

督脈為病，脊強反折。督脈起於少腹以下骨中央，女子入繫庭孔，其孔，溺孔之端也。其絡循陰器，合篡間，繞篡後，別繞臀，至少陰與巨陽中絡者，合少陰，上股內後廉，貫脊屬腎，與太陽起於目內眥，上額交巔，上入絡腦，還出別下項，循肩髆內，挾脊抵腰中，入循膂，絡腎。其男子循下至篡，與女子等；其少腹直上者，貫臍中央，上貫心，入喉，上頤，環唇，上繫兩目下中央。此生病，從少腹上沖心而痛，不得前後，為沖疝。其女子不孕，癃痔，遺溺，嗌乾。督脈生病，治督脈，治在骨上，甚者在齊營下。（出《素問》）

【重點補充】

一、這一段經文，是專門敘述奇經八脈的任、衝、督三脈。因為它沒有表裏的配合，單孤而無偶，所以叫奇經，是與正經相對而命名的。

二、陰脈周營五臟，陽脈周營六腑，正經猶如江河，奇經好似湖澤，彼此之間，起著盈溢調節的作用。

三、奇經八脈：曰任，曰督，曰衝，曰帶，曰陰蹻，曰陽蹻，曰陰維，曰陽維。

四、七疝分寒、水、筋、血、氣、狐、頹。又曰：厥癥、寒、氣、盤、肘、狼（見《巢氏病源》），而王永輔在《惠濟方裏》又作石、血、陰、氣、妬、肌、癖為七疝。至於《內經》裏所說的七疝，乃五臟疝，狐疝，頹疝也。可以參考刺逆從篇、陰陽別論、邪氣篇、脈解篇、大奇篇、脈要精微論、臟腑病形篇。詳參考《內經》所說七疝名目，並未明白分敍。

五、瘕症後世有八瘕的分別，而內經裏卻沒有分析為幾種。蛇、脂、青、黃、燥、血、狐、鱉是為八瘕。又按，「瘕者，假形於物」謂之瘕。

六、八脈所主的病候，關係診斷和治法，經文裏只說了一個梗概，可以參考後世諸家闡發的文獻。例如帶下症，以參考金匱為本。

七、經文沒有全錄的奇經，可以自修，參考內經全文以及甲乙經，李時珍的奇經八脈考等文獻。如果研究「內視功夫」，自己在實踐中去印證，則當研究張紫陽的八脈經，因為他與內經所敍述的經絡有些不同。

脈度篇

【正文】

蹻脈者，少陰之別，起於然骨之後，上內踝之上，直上循陰股入陰，上循胸裏，入缺盆，上出人迎之前，入頄，屬目內眥。合於太陽，陽蹻，而上行。氣並相還，則為濡目。氣不榮，則目不合。（出《靈樞》）

【重點補充】

一、關於奇經八脈，李士材原輯本，只選了任脈、衝脈、督脈和這一段經文單說的陰蹻脈，還欠帶脈、陽蹻、陰維、陽維。可以參考脈度篇的全文，以及難經、甲乙經、各家針灸專書。

二、奇經八脈的敍述，李士材原注本可以參考。

三、蹻脈的作用，能使人體機關蹻捷，故曰蹻。陰蹻是足少陰腎之別，起於然谷。陽蹻是足太陽之別。起於申脈，可參考繆刺篇。

四、綜合奇經八脈的作用而言，帶脈總束腰間，為諸經的鎖鑰。衝脈為諸經的衝要。任脈為陰脈的承任，有姙養的作用。督脈為陽脈的總督，有都綱諸陽的作用。維脈主一身陰陽的綱維。蹻脈主一身機關的蹻捷。

五、李時珍在《奇經八脈考》裏面，根據陰陽、五方、五位、六合的理論，闡發八脈「能所」作用，足以啟發深思。宜結合陰陽篇加以體會。

　　六、李、薛二氏原本，趙道南氏按語有云：「諳於經絡，則陰陽表裏，氣血虛實，了然於心，初學者必先於是，神良者亦不外於是，第粗工昧之，詆其迂遠不切，智士察之，謂其應變無窮耳。」其語義深長，可以啟發我們研究的信心，這也說明經絡的作用，在古人經驗中對於臨床診斷和治療，確實有用處。

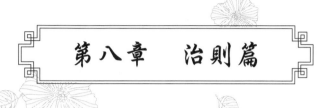

陰陽應象大論

【正文】

陰陽者，天地之道也，萬物之綱紀，變化之父母，生殺之本始，神明之府也。治病必求其本。

謹守病機。各司其屬。有者求之，無者求之，盛者責之，虛者責之。必先五勝，疏其血氣，令其調達，而致和平。（出《素問》）

【重點補充】

一、這一段經文，是說治法的綱領，「盛者責之，虛者責之」兩句的含義，又是綱領中的綱領。「有者求之，無者求之」二句的含義，是診斷和立法的基礎。也就是治病求本的分類求法。

二、秦注本《體會》一欄，闡述經義，舉有實例，足資參考體會。比較李注本容易懂。

三、「治病必求其本」，見前陰陽篇注釋。也就是說治病要以陰陽為本。天地的一切事物，莫非陰陽，人體的

氣血，也不離陰陽。病的發生和變化，也是歸納於陰陽的。能辨證屬陰屬陽的根本病源和病變，才能在治療上求得根本處理的方法，從而獲得根本解決的療效。所謂陰陽既得，根本在握，則芩連薑附，可以回生，參朮硝黃，並能起死。反之，則畏攻畏補，憂熱憂寒，兩歧莫擇而必至誤人。

四、病變雖多，不離臟腑，臟腑受病，有其一事實上的症狀和發展規律。結合自然界的影響，從有以推無，從無以觀有，用有無兩面的對比方法，而正確辨證其陰陽的盛衰虛實，從而運用損其有餘、益其不足的原則，靈活應用，以陰陽氣血為治，調整氣血的平衡。治則的綱要，如此體會，以應萬變的病候，可以摸索出正確的道路了。

至真要大論

【正文一】

君一臣二，奇之制也。君二臣四，偶之制也。君二臣三，奇之制也。君二臣六，偶之制也。故曰：近者奇之，遠者偶之。汗者不以奇，下者不以偶。補上治上制以緩，補下治下制以急。急則氣味厚，緩則氣味薄，適其至所，此之謂也。病所遠，而中道氣味之者，食而過之，無越其制度也。是故平氣之道，近而奇偶，制小其服也。遠而奇偶，制大其服也。大則數少，小則數多，多則九之，少則二之。奇之不去則偶之，是謂重方。偶之不去，則反佐以

取之，所謂寒熱溫涼，反從其病也。（出《素問》）

【重點補充】

一、這一段經文，是專門敍述組織方劑的制度，故曰奇之制也，偶之制也。即後來所謂的「七方」，奇、偶、緩、急、大、小、重。後來也有作大、小、緩、急、奇、偶、複的。兩者含義相同，只是「重」與「複」字面的差別而已。

二、按至真要大論裏所說的內容，統括五運六氣與人體的影響，從而推演治療的原則、制方的規矩、用藥的宜忌，是有全面性的，單從這零碎的敍述去體會，不能得到其中精髓，因此，還須要參考全文。

三、單說七方的作用，是大小相對，緩急相對，奇偶相對，複雜的病以重方相對。這四種不同的相對作用，又有其連鎖性，而不能分割開來去體會它和動用它。

四、七方的組織觀點，又包括君臣佐使不同的性質和作用。經文裏有這樣一段：「主病之謂君，佐君之謂臣，應臣之謂使。」應當把這一段經義結合起來體會。

五、大小的含義有二：第一是以使用的藥品少而分量重，期其力量專一，叫做大方；使用的藥品多而分量輕，期其量輕力散，叫做小方。是根據度量衡的觀點，和治療作用而說的。第二是純粹數目來說的。把藥品少的叫做小方，藥品多的叫做大方。

六、緩急的含義有二：第一是說藥性的「能所」作用，有緩急之分，而應用於病機的緩急。第二是根據病在

上下，運用藥力行程而說的，病在上焦其病淺近，用藥宜緩，病在下焦，其病深遠，用藥宜急。

又緩方使用的方式有五：一、甘以緩之。二、丸以緩之。三、拘劑以緩之。四、無偏毒以緩之。五、薄氣味以緩之。急方使用的方式有四：一、急病急攻。二、湯散蕩滌。三、毒症毒藥。四、氣重味厚。

七、奇偶的含義有三：一是用藥的數目，用單和雙。單數是奇，雙數是偶。二是投施藥劑的作用。如用於治療一種單純的病因，而只用一個君藥，消除這一種病狀的叫做奇方。反之，用於治療複雜的兼病症候，用兩種君藥，消除兩種病因的叫偶方。三是就「易數」的「生」、「成」作用，而把奇偶的數字配合起來，寄喻五臟陰陽五行的生化。而說明用藥制方，要根據五臟擬配的「易數」。

八、重方的含義，即重複的意思，故後來又叫做「複方」。也就是說複雜的病機，不是單用奇方或偶方所能治療，須綜合運用，反佐以為治。

【臨床應用】

一、七方的理論，必須徹底體會，打下學習中醫處方的基礎。

二、參考古人製方的方意。

三、自己臨症試擬方劑，請教先進的人。

四、隨同老師在臨床實習的時候，自己擬個腹稿，同時又體會老師所擬的藥方，與自己所製的共同，並提出質疑的問題，這樣就容易學會。

【正文二】

辛甘發散為陽，酸苦湧泄為陰，鹹味湧泄為陰，淡味滲瀉為陽。六者或收或散或緩或急，或燥或潤或耎或堅，以所利而行之，調其氣使其平也。

……

寒者熱之，熱者寒之，微者逆之，甚者從之，堅者削之，客者除之，勞者溫之，結者散之，留者攻之，燥者濡之，急者緩之，散者收之，損者溫之，逸者行之，驚者平之，上之下之，摩之浴之，薄之劫之，開之發之，適事為故。逆者正治，從者反治，從少從多，觀其事也。熱因寒用，寒因熱用，塞因塞用，通因通用。必伏其所主，而先其所因。其始則同，其終則異。可使破積，可使潰堅，可使氣和，可使必已。

……

諸寒之而熱者，取之陰，熱之而寒者，取之陽。所謂求其屬也。

……

夫五味入胃，各歸所喜，故酸先入肝，苦先入心，甘先入脾，辛先入肺，鹹先入腎。久而增氣，物化之常也。氣增而久，天之由也。（出《素問》）

【重點補充】

一、這一段經文的總義，是內經辨證立法的綱領，也是一般治法的原則。包括藥物性味和作用的分析，以及治療上結散、留攻、急緩、損益等等相對的方法。

　　二、「伏其所主，而先其所因」是全段論理的重點，也就是整體觀念的運用，在症候群中推求出一個主症，又就這個主症，從而推求發病的原因，把根本的原因找出來，也就是把「為什麼」的答案得出來了，則立法用藥，治本的方針和方法，就可以決定了。

　　三、本段經義所說的治法綱領，是要把藥理和病理結合起來，才能實用，缺一不可。因此，必須體會辛、甘、淡、酸、苦、鹹六者的陰陽性味，和寒、熱、溫、涼、平五者的作用，才能靈活運用。

　　四、所說的治療法則，都是以相對論為基礎而發揮的。所謂寒者熱之，熱者寒之，微者逆之，甚者從之等治法，都不離相對的論點。

　　五、「適事為故」的含義有二：第一是說用藥「中病即已」，不可太過或不及。第二是說選用治法和方藥，要切合適當。

　　因為經文所說的治法，僅是泛泛的大綱，必須從這些綱領中，進一步地去分析它，運用陰陽經絡的理論，分析清楚，才能應用。

　　例如：就「寒者熱之」的原則而言，寒症有虛有實，有表有裏，則虛實表裏有很大的分別，而用熱藥的方劑，也大大不同。又因有六經受病的分別，寒邪究竟中在哪一經呢？則用熱藥也要用在那一經上才行。因此，囫圇吞下「寒者熱之」一句死書，籠統地使用熱藥以治寒症是不行的。其餘各法類推，則不難領會個中三昧了。

　　六、「微者逆之，甚者從之」，兩句經義，要與「逆

者正治，從者反治」兩句，結合起來看，對於從逆反正的體會，可以得到進一步的啟發。

七、「逆者正治」的含義，是說使用的藥性，與病邪的本性相反，謂之「逆用」。例如熱邪用寒涼之品。運用「熱者寒之」相對的理論來建立治法，二者針鋒相對，熱邪與寒藥，正面鬥爭，以寒折熱，以陰勝陽，符合陰陽本性的用法，謂之正治。例如：用四逆湯袪陰回陽，或用大承氣湯以驅陽救陰，都是正治方劑。

八、「從者反治」的含義，是說使用的藥性，與病態的本性相順，謂之「從用」。例如：治療痢疾，尤其是治療傳染性的瘟疫痢症，使用瀉下之劑，而不用「散而收之」、「滑而澀之」的相對方法，反而使用從病之性，順其勢而瀉下之，如此用法，不特不會因原來大便頻數、裏急後重而增加瀉下的病勢，反會收到療效，與逆者正治的用法相反而療效是一樣的，故謂之「反治」。

九、「熱因寒用，寒因熱用」的經義，是說的正治，其含義有三：

（一）是說寒病宜用熱藥，熱病當使寒藥。

（二）是說寒熱太甚的病，因陰陽寒熱的本性相逢，必然格熱，藥需要冷服，以從其性而伏其所因，反之，熱勢太甚的病必然格寒，所以寒藥需要熱服。

（三）是因寒熱病症和藥物的陰陽本性相制，而其勢又有微盛之分。故必然相格，為了使兩性相求，陰陽相通，寒熱不相格拒，在用熱性的方藥當中，酌加寒涼引使之品，以為媒介，以期引陽入陰，而消除格拒不納的現

象，故古方中寒熱並用的方劑很多。反之，使用寒涼方劑中，酌加辛溫之品，也是這個道理。

十、「塞因塞用，通因通用」說的是「反治」。其含義是說虛寒痞滿的虛症，使用填補虛候的方藥，和挾熱下痢一類的實症，使用寒下的方藥。

十一、「其始則同，其終則異」，是說的「從者反治」。李士材原注有錯解之處。

十二、「諸寒之而熱者」至「求其屬也」五句的含義，是說陰虛或者陽虛的治法總則。也就是說，患者的症候群現的是熱象，使用寒涼的方藥去治熱，不特其熱不退反而增加，因為它不是陽有餘，而是陰不足，故當滋陰壯水，其熱自平，即後世所謂的假熱。反之，症見寒候，使用辛燥發散藥去治寒，其寒不減而反增長，因為它不是陰有餘，而是真陽不足，故當益火之源，以消陰翳，其寒自解，即後世所謂的陽虛。

這一類型的症候，在臨床上是常見的虛症，應當詳辨陰虛或者陽虛，以推究其病本，故曰求其屬也。

十三、「夫五味入胃」至「夭之由也」十二句的含義，是說五味各入一臟，凡是偏重某一味，積久之後，則某一經的氣化必應之而有偏盛，一有偏盛是造成病變或者夭折的因素。上述理論，包括在治療用藥與平人養生調攝上，對於五味的禁忌。

十四、「堅者削之，結者散之，留者攻之」，三句的總義，是說的攻病原則。適用於癥瘕、積聚、蠱脹等症。但必須謹慎行事，不可盲目地亂用攻藥，而又不能不攻。

所謂勿太過以傷正，勿不及以留邪也。其間攻補的運用，或先補後攻，或先攻後補，或攻補兼用，或寓攻於補，各種方式的選用，就看臨床實際情況而定，也看大夫學術的深淺和經驗的多少而定其中與不中了。

又按：「損者溫之」的「溫」當作「益」，蓋損與益相對。

陰陽應象大論

【正文】

因其輕而揚之，因其重而減之，因其衰而彰之。形不足者，溫之以氣；精不足者，補之以味；其高者，因而越之；其下者，引而竭之；中滿者，瀉之於內；其有邪者，漬形以為汗；其在皮者，汗而發之；其慓悍者，按而收之；其實者，散而瀉之；審其陰陽，以別柔剛。陽病治陰，陰病治陽。定其血氣，各守其鄉。血室宜決之；氣虛，宜掣引之。（出《素問》）

【重點補充】

一、這一段經文所說的治療法則，應當結合上段來體會。經義統括了病理和藥理，後世發展成為「十劑」的理論，是根據這類經義而演繹的。

二、全段主要的論點，在於推求「病因」。辨清了病因才能確立反正的治法，才能制訂方劑和使用寒熱溫涼平

的藥物，所謂從其所因也。

三、「因其輕而揚之」的含義，是說邪氣輕浮於表，法當使用氣味輕薄的方藥，揚而散解之。例如傷寒二日、用葛根之類。

四、「因其重而減之」的含義，是說邪實於裏，法當減瀉。

五、「因其衰而彰之」的含義，是說氣血皆虛，法當補益，期其衰而復彰。

六、「形不足者，溫之以氣；精不足者，補之以味」的含義，是說用補的原則，而以陰陽為綱領。以溫為陽，氣為陽，因為陽氣的能所作用，是衛行於外而固密的，故有關形的盛衰，則形不足者，是為陽衰的虛症，法當補氣，溫之而達於表，以收衛固的功效。

又按：《儒門事親》與《致格餘論》皆曰：「溫者，溫存而養之，氣充則形完。」故溫清非指完全依靠用溫藥來治病，而兼用養生方法煉氣的功夫，於經義亦通。又以精為陰，味為陰，因為陰的能所作用，是藏精而起亟的，故精不足者，是為陰虛的症候，法當補之以味，益之而填實其中，以收藏精的功效。又關於補法，不僅局限於藥品，還包括了服餌療法，應參考古代食醫的方法和近代的營養學，可以把二者結合起來。

七、「其下者引而竭之」的含義，是說病在下焦，使用「下法」，以治大小便。例如承氣湯、抵擋湯之類。又如濕氣太盛而發生腹瀉或小便不利，用五苓散之類。又如疫痢，用承氣湯，不用歸芍飲之類。

八、「其高者因而越之」的含義，是說使用吐的方法。

九、「中滿者瀉之於內」的含義，是說腹中痞滿者，病不在高，故不用「越之」的方法；又不在下，故不用「竭之」的方法，當用上下分消其氣的方法，氣血自然分化而病可癒。因此，這裏所說的「瀉」字的含義，是廣義的，而不能把它當作「瀉水」、「瀉積」狹義的看法。

十、「漬形以為汗」的含義，是說熱邪內鬱，清當汗解，但因其皮膚乾燥，或因天寒氣冷，腠理固密，而汗不能出，因此漬形法，以滋潤之，可以接引汗出於表，相當於近代的泥浴、溫泉浴之類的理療。

十一、「其在皮者汗而發之」的含義，是說在皮者的病淺。而前條漬積極因素為汗，病在經絡裏病比較深，二者是有差別的。按滑伯仁注釋云，「二汗只是一義」，是不對的。

十二、「其慓悍者按而收之」的含義，考諸家的注釋，各有共同之處，而未得定論，以我個人的體會，我同意吳注：「慓悍，卒暴也。按，謂按摩也，言卒然暴痛慓悍之疾，則按摩而收拾之，收謂定其慓悍也。」因為導引按蹻的方法，是治則之一環，而其來源最古，遠在藥療之先，內經言治則，當然不能例外，而把導引按蹻的治法捨而不言。因此，我同意吳注是正解。其餘諸家如張注「以按為察」，李注「以為制伏酸收，使用芍藥」等義，我認為是不合理的。

十三、「審其陰陽，以別柔剛」的含義，審陰陽是說辨證病的因素，求其本也。別剛柔是說選用藥物，言方劑

的性味也。考李注如上說,而《史記‧倉公傳》也是如此說的。又按:林高等校又太籠統。

十四、「陽病治陰,陰病治陽」的含義,是說陰陽相對的治療原則,與下文四句聯繫體會,分別氣血的治法是一個道理。

十五、「宜掣引之」的「掣」字,《太素》作「挈」,《甲乙經》亦作「挈」,是挽、提的意思。

五常政大論

【正文】

病有久新,方有大小,有毒無毒,固宜常制矣。大毒治病,十去其六。常毒治病,十去其七。小毒治病,十去其八。無毒治病,十去其九。穀肉果菜,食養盡之,無使過之,傷其正也。不盡,行復如法,必先歲氣,無伐天和。(出《素問》)

【重點補充】

一、這一段經文的重點,是說治病和用藥的規律,故曰常制。因為病機有新久的分別,處方有大小的制度,而藥物又分有毒和無毒的區別。把這三者結合起來,以定治法的常制。

例如:對於久病的患者,宜用大劑。新病的患者,則宜用小劑。而於用藥方面,則有毒的品類,宜於少用,無

毒的藥品不妨多用。

　　二、「無使過之，傷其正也。」這兩句的含義，是治法的標準。也就是說藥物治病和食餌營養，都有其一定的偏性，必須恰到好處，不可太過，所謂中病即已，而不可一味地蠻攻瞎補。

　　三、「大毒治病，十去其六」，到「無毒治病，十去其九」八句，是治法過程中的要訣。運用「比量」的方法來觀察它，以足太過和不及的百分率。因為用藥不及則病不痊，用藥太過，則正氣傷。所以有病非用毒藥去攻它不可，假如攻之太過，則因藥毒的作用，病邪雖被攻去，而人體的正氣也會因此而受損傷，反而造成新的病變，更難於善後了。

　　例如：使用甘遂製劑，以攻腹水症，我們在臨床上經驗觀察所得，攻水的毒性藥物使用太過，其預後大多不良，足以證明這段經文的論點是正確的。

　　四、除了上述的規律之外，關於治法的善後問題，是非常重要的。因此經文裏明白揭示善後治法的提綱。即「穀肉果菜，食養盡之」，也就是說，用藥物驅邪，病去大半而還有部分未盡去的，則當使用「飲食療法」，來處理善後，因為飲食能養正氣，正氣恢復則餘邪自去。

　　這樣處理方法才符合「無使過之，傷其正也」的原則。假如這樣處理，餘邪還不盡去的時候，又當酌定機宜，再使用適量的攻藥，照前行的方法治療。而歸根結底，仍然要用「食養盡之」的原則。

　　五、體會上條的意思，當結合經文「不盡行復如法」

一句來體會。按：這一句的經文，諸家句逗、圈點不同，有作一句的，有作「不盡行，復如法」兩句的。細味經義文氣，當作「不盡，行復如法」。

六、先用藥物治療，後用飲食療法，是「治則」中的階段論。

七、全段說治則的觀點，是根源於「五運六氣」的理論。故曰：「必先歲氣，無伐天和。」而這種論點是從天人合一的觀點出發的。也就是說，用藥物治病和飲食養正，需要結合自然界生、長、收、藏的氣候影響。

八、關於飲食療法，當結合「藏氣法時論」來體會，見《素問》卷七，第二十二篇，參考其中所說的毒藥攻邪、五穀為養、五果為助、五畜為益、五菜為充的用法，則對於五臟的飲食療法，所宜所忌，也就有標準了。

九、關於藥性大毒和小毒的區別，很難明確地指出。但可以根據本經上、中、下三品的分法，從而得一個概念。按：大毒藥物是歸納在下品的，中品的藥毒是次於下品的，小毒的藥物是歸納於上品的。而上中下三品中無毒的藥性，則歸納於「平」的。

【臨床應用】

一、病理和藥理，必須結合起來，作為綜合性的運用。

二、病的久新，方的大小和藥性的有毒無毒，是互相聯繫而成為治療的原則。

三、大毒、常毒、小毒、無毒藥物治病，必須照顧患

者體質的強弱和病情的久新，切忌攻伐太過，但也切忌用藥不及，必須恰到好處。

四、飲食療法，是善後調理的盡善盡美的方法。古代的「食醫」即是專門研究這項方法的，可惜現在研究的人太少了，我們為了挖掘「食醫」的材料，除了記載散漫的醫家典籍之外，可以參考養生家的服食文獻。

六元正紀大論

【正文】

帝曰：婦人重身，毒之何如？岐伯曰：有故無殞，亦無殞也。帝曰：願聞其故，何謂也？岐伯曰：大積大聚，其可犯也，衰其大半而止，過者死。（出《素問》）

【重點補充】

一、這一段經文的重點，是說「婦人科」懷孕的患者，對於使用毒藥治病，是沒有損害的。因為有病則病受藥，所以對於懷孕婦本身胎兒也不會受損。

二、雖然對孕婦胎兒無損，但仍應當根據大毒治病，十去其六，一系列的治則為標準，不可太過，或者不及。故曰：衰其大半而止。

三、本段對孕婦用藥，所說「無殞」的出發點，是就一般治法而立論的，也不能離開毒藥治病的規律。但對於孕婦在妊娠期中，應該禁忌的藥物，卻又不能盲目的引用

這段經文的說法，而仍應遵守妊娠用藥的禁忌，當從婦科的專門角度去立論，然又不能離開這項一般的原則，只有把二者的理論結合起來，才能解決這一矛盾，而於用藥的取捨，斟酌損益，也自然會有把握了。

【臨床應用】

一、熟讀深思，以免膠柱鼓瑟的流弊。

二、對於婦科娠期中的禁忌藥物，應當有詳細的瞭解，才不致在臨床上發生事故。

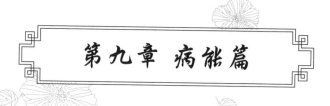

第九章 病能篇

至真要大論

【正文】

諸風掉眩，皆屬於肝；諸寒收引，皆屬於腎；諸氣膹鬱，皆屬於肺；諸濕腫滿，皆屬於脾；諸熱瞀瘛，皆屬於火；諸痛癢瘡，皆屬於心；諸厥固泄，皆屬於下；諸痿喘嘔，皆屬於上；諸禁鼓慄，如喪神守，皆屬於火；諸痙項強，皆屬於濕；諸逆沖上，皆屬於火；諸腹脹大，皆屬於熱；諸躁狂越，皆屬於火；諸暴強直，皆屬於風；諸病有聲，鼓之如鼓，皆屬於熱；諸病胕腫，疼酸驚駭，皆屬於火；諸轉反戾，水液渾濁，皆屬於熱；諸病水液，澄澈清冷，皆屬於寒；諸嘔吐酸，暴注下迫，皆屬於熱。（出《素問》）

【重點補充】

一、按「病能篇」在《內經素問》中，第十三卷（新校正本云：全元起本在第五卷）有病能論四十六的篇目和記載。而這裏的「病能」篇，係採自諸論有關病能的材

料，彙集起來的。又這一小段至真要大論所敍述的病能，卻在《素問》第二十二卷第七十四裏。其立論基礎係從「六氣分治」而出發的。

黃帝問岐伯曰：「百病之生也，皆生於風、寒、暑、濕、燥、火，以之化之變也。」「方士用之，尚未能十全，余欲令要道必行，桴鼓相應，猶拔刺雪汗，工巧神聖，可得聞乎？」

岐伯曰：「審察病機，無失氣宜，此之謂也。」這一段即岐伯所對答的病機。後人根據這個綱要，叫做「病機十九條」，凡是學習中醫的大夫，必須精研這十九條。

金元四家中之劉完素氏，根據這個「病機十九條」的綱要，演繹成《素問玄機病原式》一書，又張元素氏也著作一本《素問病機氣宜保命集》，都可以參考。

二、「能」字的含義，包括有兩種：一是「能」、「態」相通，也就是說「病能」即「病態」的意思。二是「機能」，也就是說病的能量的意思。

三、細味經文的文氣和行文的佈局，文有錯簡。「諸熱瞀瘈，皆屬於火」二句，似乎應該列在「諸痿喘嘔，皆屬於上」的下面，而把「諸痛癢瘡，皆屬於心」二句連接在「皆屬於肺」的下面。

四、肝屬風木而性動搖，故病諸風掉眩。腎主寒水的運化，故病諸寒收引。肺司氣運的均衡，故病諸氣膹鬱。脾司濕化而主肌肉，故諸溫腫滿。心主火熱之化，故病諸痛癢瘡。其餘的病能，皆不出陰陽本性的「能所」作用，不難體會了。

　　這一系列的病能，是五臟陰陽受病的規律。也是一種疾病分類的科學方法。

　　五、本段經文所敍述的功能，即所謂「病機十九條」的各式病候，其病理學方面是以六淫之氣為論點的。然而，只是就一般規律而言，決不是肯定如此，也就是所謂「常道」的說法。而與常道相對的，還有「變道」的一面，與常道的規律恰恰相反。這一點非常重要，必須「常」、「變」相對來體會它，把握著「陰陽本性的能所」來辨證它，才能正確運用這「病機十九條」的原則於臨床，才不致有膠柱鼓瑟的流弊。

　　例如：「諸腹脹大，皆屬於熱」這兩句的含義，固然因熱氣內淫，致為煩滿脹大，所以說它是屬於「熱」的病因。然而與「熱」相對的還有「寒」的因素，所以內經裏又說：「寒水太過，腹大脛腫；歲火不及，脅滿腹大，流衍之紀，病脹；水氣之發，善脹；太陽之勝腹滿，陽明之復腹脹。」又說：「適寒涼者脹。」又說：「藏寒生滿病。」又說：「胃中寒則脹滿。」

　　以上這九種說脹滿的經文，都是說的寒脹。根據陰陽的理論去體會經文，觸類旁通，舉一反三，則不難瞭解其中的精義而無餘蘊，也不致為字面所局限而老死句下了。

　　六、關於「常變」的注釋，可以參考王冰和李士材的逐條注文，細加體會，這裏不再重出了。二家注釋精到，對於我們學習「病機十九條」足資啟發。

【臨床應用】

一、記熟全文，從而作「常變」相對的體會，在臨床上才能運用自如。

二、例如：諸病浮腫、痛酸驚駭，皆屬於火而言，浮腫與痛酸，是火鬱在經的病候。驚駭是火鬱在臟的象徵。所以經文說他皆屬於火。然後浮腫痛酸，屬於寒濕者也不少，驚駭不寧，畏人將捕，屬於不足的病因者也很多。

在同一病能中，既有火熱與寒濕的分別，又作有餘和不足區分，其治法也因之而大不相同，是值得深思的。如果能掌握陰陽和五行的理論，徹底瞭解病機的「能所」作用，則辨證這些病能的性量，和制定治法，所謂「因病異治，異病同治」的方針，就會迎刃而解，是不成問題的。

生氣通天論

【正文】

因於寒，欲如運樞，起居如驚，神氣乃浮。因於暑，汗，煩則喘渴，靜則多言，體若燔炭，汗出而散。因於濕，首如裹，濕熱不攘，大筋緛短，小筋弛長，緛短為拘，弛長為痿。因於氣，為腫。四維相代，陽氣乃竭。陽氣者，煩勞則張，精絕，辟積于夏，使人煎厥。

陽氣者，大怒則形氣絕，而血苑於上，使人薄厥。有傷於筋，縱，其若不容，汗出偏沮，使人偏枯。汗出見濕，乃生痤疿。高粱之變，足生大丁，受如持虛。勞汗當

風，寒薄為皶，鬱乃痤。

開闔不得，寒氣從之，乃生大僂。陷脈為瘻，留連肉腠，俞氣化薄，傳為善畏，乃為驚駭。營氣不從，逆於肉理，乃生癰腫。魄汗未盡，形弱而氣爍，穴俞已閉，發為風瘧。

……

春傷於風，邪氣留連，乃為洞泄。夏傷於暑，秋為痎瘧。秋傷於濕，上逆而咳，發為痿厥。冬傷於寒，春必病溫。

……

味過於酸，肝氣以津，脾氣乃絕。味過於鹹，大骨氣勞，短肌，心氣抑。味過於甘，心氣喘滿，色黑，腎氣不衡。味過於苦，脾氣不濡，胃氣乃厚。味過於辛，筋脈沮弛，精神乃央。（出《素問》）

【重點補充】

一、這一段經文的論點，其主要的敍述，是從人們養生失道所發生的疾病而言的。從情慾勞逸，衣食住行，結合自然界氣候的影響而立論的。尤其說明陽氣固衛於表。陰精靜於裏，相互間從逆乖忤所形成的疾病，以及春夏秋冬所傷於風寒暑濕和五味太過、臟腑受傷的災害，作了原則性的敍述，對「時」、「空」兩方面，勾勒出了一個輪廓，這樣對於研究它的內容和面的演繹，不難舉一反三了。

這一段當與道生篇聯繫起來體會它，才能體會得深刻。例如：四季應當如何養生，以適應自然界氣候的變化

和六淫之氣的侵襲。五味的服餌，應當何忌何宜，以適應臟腑的供應平衡，勿令太過和不及。這些都是值得研究的問題，而不是光著眼於所說的病患現象和療法的推求。否則偏重於治法而忽視了預防，那麼，就落於下乘了，這是和內經立論的精神不相符合的。

二、「因於寒，欲如運樞，起居如驚，神氣乃浮。」四句的含義，我同意李士材氏的注釋。李云：「因者，病因也。因而欲動者，內而欲心妄動。如運樞之不停，外而起居之不節，如驚氣之震動。則與天令相違，神氣不能內斂，皆浮於外矣。」因為生氣通天論的立意是以養生方面為基礎的。

我們體會內養功夫的人，證實其說不虛，非深得其中三昧的不能體會「欲如運樞，起居如驚」的滋味。因內外皆妄，病由是生。

三、關於這一小段，文詞錯簡的改正，我同意秦伯未氏的意見。

他說：應作如下的修改：「陽因上而衛外者也，欲如運樞，起居如驚，神氣乃浮。因於寒，體若燔炭，汗出乃散；因於暑，汗，煩則喘渴，靜則多言，因於濕……」又補充陽氣開合與陰之所生，本在五味的意見，是正知正見，足以補改經文的錯簡和李士材氏選匯的遺誤。

四、「是故陽因上而衛外者也。欲如運樞，起居如驚，神氣乃浮」的含義，是說平素養生失道，慾念紛乘於內，起居不節於外，二者交攻；因而造成陽氣不能內斂，浮於外的病患。也是說陽氣在人體失去「能所」的「病

能」，而強調養生家對於陽氣的重要性。所謂「練純陽之氣」，「進陽火，退陰符」等的理論和方法，都從這個觀點出發的。可以復按道生篇的條文，並參考上面二項李士材的注釋。

五、「因於寒，體若燔炭，汗出乃散。因於暑……因於濕……因於氣……」等病能的敍述，是統說外因六淫之氣而發生的。就六淫之氣而論病能，光是從這個概念去體會它，是不夠深刻的。應當從陰陽本性的能所作用去分析它，才能應用於臨床。

例如：外因中了暑氣的病能而言；汗與煩，喘與渴，是中了陽暑的症候，因為陽氣開於外，所以出汗；又因陽性主動，而且小五行的「火」，所以生煩，發喘，乾渴。至於靜與多言，則是中了陰暑的症候，因為陰性主靜，所以靜而不煩；又因陰暑邪氣入內，陰受干擾「二陰相忤」，「不可同居」、「同性相斥」，「其志不相得」，所以多言。

又例如，外因中濕，或者不內不外因飲食傷濕的病能而言；「首如裹」是上焦中濕，屬三陽受病，因為陽氣的本性上升；又因頭為三陽之首，所以會發生「頭如裹」的病能。

又濕與熱在病裏而言，是互為「體用」，因果相緣的，故「濕熱」並稱。其體雖同一化源，而其「用」則互相矛盾，所以「濕熱」之為病，是很難治療的一種慢性症候，因為濕在陰陽的「性量」觀點上，是屬於陰的；熱是屬於陽的。

根據陰陽辨證的正治法去著手治療，依法當使用溫化

藥以燥濕，則與熱性相遠而熱必增；假如使用寒涼藥以平熱，則與濕性相類而濕不除。因此，「濕熱不攘」則濕久化熱，壅留於內，傷及陰血，血不營經，則筋失潤養，即會發生大筋緛短、小筋弛長、為拘為痿的病變。

又就大筋緛短、小筋弛長，緛短為拘，弛長為痿而言，也有陰陽性別的區分，和濕熱多少的比量，從而所立治法也是不同的。假定大筋緛短而為拘攣，則當從溫從陰去立法施治。小筋弛長而為痿縱，則又當從熱從陽去立法施治了。二者之間，又要用「三量觀法」，去較量它是濕多熱少，或者熱多濕少，抑或濕熱兼半。這當中治法的用神，就看個人的體會如何，而用藥就有中與不中，技術也有上工下工的差別了。

六、「薄厥」的「薄」字，其含義不可作厚薄的意思去解釋它，應當作「相迫曰薄」。猶如成語中「直薄城下」的含義，亦即是相迫的意思。

七、「足生大丁」的「足」字，不可作「足上生疔瘡」去解釋它。應當作「具足義」，「能義」、「多義」、「必義」、「饒義」皆通。

八、陷脈為瘻的「瘻」症，是瘰癧、粃骨流痰、痔漏一類的總稱。是陰分受病，為難治之症。

九、春夏秋冬因養生失道，而外因六淫之氣，所以發生的病變，中醫對這項論點，叫做「伏氣論」，歷代名家的觀點很不一致。

雷少逸在這個基礎上所發揮的「時病論」，其分析和歸納的觀點，比較合乎邏輯，可以參考。

關於「伏氣」的論說，如李士材氏認為是「冬傷於寒、寒毒藏於陰分，至春始發，名為溫病。」這等於寒毒的潛伏期的作用。我個人的意見，不同意這一派的說法，我以為是陰陽本性的能所作用，人體與自然界接觸的自發性的病變，也是物理的自然規律。因為冬傷於寒，寒氣為險，陰寒外束，則陽氣內鬱，惟其多少之勢，尚未到必勝的程度，故賓主相安於一時，不致暴發，乃物理本性的自然規律。

按：春氣為陽，故具發陳之用，又陽開於寅，正月建寅，故春始花，寅為花果之木，故忌乎風。當此之時，內鬱已久的陽氣，從天地春發之氣以開於外，二者相感，其陽氣反盛而外越，故每受風邪（風亦為陽），遂發為溫病，此亦物理本性的自然規律。

我這種體會，是從陰陽的論點出發，是否正確，僅供讀者的參考，並且當留待專家指正。

【臨床應用】

一、必須熟讀深思，結合陰陽篇和道生篇來體會。

二、研究養生之術，以求達到預防疾病的目的。

三、鑽研古代「食醫」五味調配的服食方法，從而提高營養學的品質，以期普遍應用於臨床，對於療養的患者，是有很大益處的。

四、五味太過對五臟的損傷和引起的病變，經文所說固然是以養生立場而立論的，但我們作深度的體會，則可以運用到臨床處方，考慮五臟的虛實，對於藥物五味的所

宜所忌，例如，「酒客不宜於甘」，是值得注意的。

陰陽別論

【正文】

二陽之病發心脾，有不得隱曲。女子不月，其傳為風消。其傳為息賁者，死不治。三陽為病，發寒熱，下為癰腫，及為痿厥腨癲，其傳為索澤，其傳為㿗疝。一陽發病，少氣、善咳、善噫、其傳為心掣，其傳為隔。二陽一陰發病，主驚駭背痛，善噫、善欠、名曰風厥。二陰一陽發病，善脹、心滿、善氣。三陰三陽發病，為偏枯痿易，四肢不舉。

⋯⋯

所謂生死、陽陰者，肝之心，謂之生陽；心之肺，謂之死陰；肺之腎，謂之重陰；腎之脾，謂之辟陰；死不治。

結陽者，腫四肢。結陰者，使血一升，再結二升，三結三升。陰陽結斜，多陰少陽，曰石水，少腹腫。二陽結，謂之消。三陽結，謂之膈。三陰結，謂之水。一陰一陽結，謂之喉痹。（出《素問》）

【重點補充】

一、這一段經文所說的病變，是從內因七情出發，演繹臟腑氣化傳變，互相影響而立論的。與外因六淫之氣的病變，是內外相對照的。又緊接著陰陽離合論之後，而敍

述辨別陰病和陽病的要旨，故曰陰陽別論。

　　二、一陽、二陽、三陽的含義，是指少陽、陽明、太陽而言。一陰、二陰、三陰的含義，是指厥陰、太陰、少陰而言。所謂一也、二也、三也，是以數術的角度而說陰陽氣化的階段，厥、少、太也；少、陽、太也；是以陰陽的本性而說其「性量」盛衰的差別。

　　三、「隱曲」者，陽事病也。亦即因二陽（陽明、胃）受了病，不能化營衛而潤育宗筋，減退了總會宗筋的功能。又因為前陰是宗筋所聚會，和太陰、厥陰、陽明所交合的地方，所以會發生陽事衰頹的病患，這是就男子而言。

　　四、「不月」者，經水病也，亦即因二陽受了病，會影響心臟運血、脾臟統血的功能，而變成月經不調的病患，這是就女子而言的。

　　五、「風消」是肌肉消瘦的病象，尤以女子表現在乳房萎消為特徵。又是上消大渴引飲和中消易饑善食的現症，皆為風木剋土的轉變關係所造成的。

　　「息賁」是氣息奔急、呼吸喘促的病象，是土不生金的轉變關係造成的。

　　六、三陽受了病，因太陽之經屬表，故發「寒熱」。又太陽是陽氣中的主氣，其氣脈太過，則壅塞於經絡上，故生「癰腫」。因此是陽病。

　　太陽經的氣脈，從頭下背，循臀入膕中，再下循腨腸而抵足，故生「痿症」和「厥症」。根據這段經文的含義，對於小兒因發高熱而引起的小兒麻痺症，當從陽施治，在臨床上治療處方就有路數了。

附按：個人的經驗，在臨床上處理這一類型的小兒麻痺症，歷年來常用羌活、葛根、柴胡、生石膏之類的藥物，調劑三陽，事實證明，療效不壞。

記得從學的學生們曾專門問過我處方的立意，我曾提出這段經文的含義，而作過方解，特在此處提出以供同學們作深度體會的參考。

七、「索澤」的含義，不是形容枯槁的意思；而是說太陽表症，其在發寒發熱時的病機尚淺，如果轉變到了深入於裏的階段，則太陽氣化失運，州郡之官失職，其潤澤的作用，必因之而消索，會發生不出汗和小便癃閉等病徵。

「瘨疝」，是手太陽小腸的病候，因其由表傳裏，故會由小腹引起睪丸痛。

以下一陽發病、二陽一陰發病、二陰一陽發病、三陰三陽發病的含義，照上舉釋例，從五行生剋的氣化論和經絡論的觀點去推求其所以然，就不難體會了。

八、「重陰」的「重」字，其含義作「重疊」或「雙重」的意思，不能作「輕重」的意思去體會。也就是說肺腎兩陰都受了病，二陰相傳而陽氣竭絕了。

「辟陰」的含義，是說由腎傳脾，在五行生剋的角度來說是水反侮土，水無所畏，也就是說乘所不勝、陰以侮陰的意思。故曰辟者放辟也。這種病變是不治之症。

九、「陰陽結斜」的「斜」字，與「邪」字相通。

「二陽結，謂之消」，消渴症又分三個項目。大渴多飲而渴仍不止的名叫上消。易饑多食而饑感猶存的名叫中消。多溺強陽而膏濁不止的為下消，下消症最難施治。

（按：這類病即西醫診斷的糖尿病。）

【臨床應用】

一、必須熟讀深思，根據現在的症狀，推究病源，以辨別陰病或者陽病，再進一步分析，以辨別一二三陰和一二三陽是單獨受病，還是交互受病。

二、就陰陽的觀點，以推究五臟六腑氣化生剋的關係，從而辨別傳變的規律。

三、掌握了這一系列的規律，才能立法處方，才不至於頭痛醫頭肺痛醫肺。又才是正確地樹立了陰陽整體觀。

經脈篇

【正文】

肺，手太陰也。是動則病肺脹滿，膨膨而喘咳，缺盆中痛，甚則交兩手而瞀，此為臂厥。是主肺所生病者，咳、上氣、喘渴、煩心、胸滿、臑臂內前廉痛厥，掌中熱，氣盛有餘，則肩背痛，風寒，汗出中風，小便數而欠。氣虛則肩背痛寒，少氣不足以息，溺色變。

大腸，手陽明也。是動則病齒痛，頸腫。是主津液所生病者，目黃、口乾、鼽衄、喉痺，肩前臑痛，大指次指痛不用。氣有餘，則當脈所過者熱腫，虛則寒慄不復。

胃，足陽明也。是動則病灑灑振寒，善呻，數欠，顏黑，病至則惡人與火，聞木音則惕然而驚，心欲動，獨閉

戶塞牖而處，甚則欲上高而歌，棄衣而走，賁響腹脹，是為骭厥。是主血所生病者，狂瘧溫淫汗出，鼽衄、口喎、唇胗、頸腫、喉痹、大腹、水腫、膝臏腫痛，循膺、乳、氣街、股、伏兔、骭外廉、足跗上皆痛，中趾不用。氣盛則身以前皆熱，其有餘於胃，則消穀善饑，溺色黃。氣不足則身以前寒慄，胃中寒則脹滿。脾，足太陰也。是動則病舌本強，食則嘔。

胃脘痛，腹脹、善噫，得後與氣，則快然如衰，身體皆重。是主脾所生病者，舌本痛，體不能動搖，食不下，煩心、心下急痛、溏、瘕、泄、水閉、黃膽，不能臥，強立，股膝內腫厥，足大趾不用。

心，手少陰也，是動則病嗌乾，心痛，渴而欲飲，是為臂厥。是主心所生病者，目黃，脇痛，臑內後廉痛厥，掌中熱痛。

小腸，手太陽也。是動則病嗌痛頷腫。不可以顧。肩似拔，臑似折。是主津液所生病者，耳聾，目黃，頰腫，頸、頷、肩、臑、肘、臂外後廉痛。

膀胱，足太陽也。是動則病沖頭痛，目似脫，項如拔，脊痛，腰似折，髀不可以曲，膕如結，踹如裂，是為踝厥。是主筋所生病者。痔、瘧、狂、癲疾、頭囟項痛、目黃、淚出，鼽衄，項、背、腰、尻、膕、踹、腳皆痛，小趾不用。

腎，足少陰也。是動則病饑不欲食，面如漆葉，咳唾則有血，渴渴而喘，坐而欲起。目䀮䀮如無所見，心如懸若饑狀，氣不足則善恐，心惕惕如人將捕之，是為骨厥。

是主腎所生病者，口熱、舌乾、咽腫、上氣、嗌乾及痛、煩心、心痛、黃疸、腸澼、脊股內後廉痛，痿厥嗜臥、足下熱而痛。

心主，手厥陰心包絡也。是動則病手心熱，臂肘攣急，腋腫，甚則胸脅支滿，心中憺憺大動，面赤、目黃、喜笑不休。是主脈所生病者，煩心、心痛、掌中熱。

三焦、手少陽也。是動則病耳聾，渾渾焞焞，嗌腫喉痹。是主氣所生病者，汗出，目銳眥痛，頰痛，耳後、肩、臑肘、臂外皆痛，小指次指不用。

膽，足少陽也。是動則病口苦，善太息，心脅痛，不能轉側，甚則面微有塵，體無膏澤，足外反熱，是為陽厥。是主骨所生病者，頭痛、頷痛，目銳眥痛，缺盆中腫痛，腋下腫，馬刀挾癭，汗出，振寒，瘧，胸、脅、肋、髀、膝，外至脛、絕骨外踝前，及諸節皆痛，小趾次趾不用。

肝，足厥陰也。是動則病腰痛，不可以痛仰，丈夫癀疝，婦人少腹腫，甚則嗌乾，面塵脫色。是主肝所生病者，胸滿嘔逆，飧泄狐疝，遺溺，閉癃。（出《靈樞》）

【重點補充】

一、這一段經文其主要的論點，是以氣化論和經絡論為其根據而為出發點的。也就是說觀察陰陽氣化的變動所顯現在經絡上的病候，從而分析其是三陰三陽那一個經絡受病，或是氣分血分受病，或是本臟本腑受病，還是並及其他經臟合病。

二、「是動則病」云云與「是主（某）所生病」云云，所敍述的諸疾病，是古人在臨床上經歷了很多病例的觀察，透過實踐而辨別陰陽經絡受病，和陰陽臟腑本臟本腑受病，以及經絡和臟腑合病的經驗累積的記載。

《難經・二十五難解》說「是動」和「所生」的含義，是從陰陽氣血的角度而說的，它說：「經言的動者氣也；所生病者血也；邪在氣，氣為是動；邪在血，血為所生病。」因為陽性主動，氣又屬陽，邪在氣分，則氣機變動而發病於外表，呈現在經絡上，故曰「氣為是動」也。陰性主靜，血又屬陰，而氣為血帥，邪在血分，則血脈鬱滯。氣不為用，而發病於內裏，既呈現在本經的經絡上，又牽連波及於其他經臟，故曰「血為所生病」也。

歸納起來是把陽氣的運行與陰血灌溉互相對立，而作論裏的辨證方法。也就是把「是動」與「所生」相對，互為因緣，互為傳變，據其現症，以辨別某一經只是本經受病，或者某一臟某一腑單獨受病，或者某一經病了而又牽連他一經受病，或是經絡和臟腑的氣血都受了病。

明確地說，「是動」的含義，是說本經或者本臟本腑受邪，因氣化的變動，表現一經一臟一腑的諸種病候，包括有氣化論和經絡論的雙重觀點在內。「所生」的含義，是說某一經或某一臟腑先受了邪，而傳為影響到他經他臟他腑也合併為病，又包括有氣病及血、血病及氣的雙重觀點在內。

例如：陽氣先受病，氣不通則疼生，在痛而未腫的階段，其「病感」叫做「是動」。繼則氣病及血，由痛而後

變腫的階段，則「腫」象曰「所生病」。反而言之，陰血先受病形而不痛者，其「腫」象也叫「是動」；腫而後變痛的，其「痛感」也叫做「所生病」。

三、從「易卦」的陰陽爻變理論而說「是動」和「所生」的含義，才是溯本探源的釋義，也才能正確、深刻地體會其含義而無餘蘊。從而燈推萬有，則一切事物的辨別不難迎刃而解，固不僅局限於醫學一端了。

易學研究陰陽的變動，因「動」而「生」萬有，用八卦陰陽爻象來表示易變化的象徵，從而說明陰陽二者的「能」、「所」作用。

例如：「乾陷於坤」，把乾卦的一個陽爻（—），放在坤卦的陰（☷）之中，即變成了坎卦（☵）。由此觀之，陽爻（—）之昭於坤陰（☷），名曰「是動」。也就是陰納陽授「動靜」的「本能」而變動成就了坎卦（☵），則名曰「所生」，也就是陰陽二氣「動」的「所能」。

根據上述易學理論，從而應用於醫學以辨別「病能」的性質。再舉一例如下，以說明「是動」和「所生」的含義。

手太陽小腸為病嗌痛，頷腫，不可以顧，肩似拔，臑似折等現象，是因小腸陰陽氣脈的本能而發生在本經之絡上的「病能」，歸納於「是動」的範圍。耳聾、目黃、頰腫，頸、頷、肩、臑、肘臂外後兼痛等現象，是小腸本經本腑的津液（陰分）因氣化變動而發生在本經本臟和引起牽連他經他臟的病變，歸納於「所生」的範圍。我們把前後兩者的「病能」對比一下，雖然大體類似，其實前者係說小腸經臟氣化變動的「能」，後者係說小腸經臟氣化變

動牽連波及的「所」。也可以從「體用」的角度來立論,「是動」是說的「體」,「所生」是說的「用」。這樣去體會經旨,前後的含義,就不致混淆不清、纏複難懂了。

四、「肺,手太陰」一節原文中,有這樣幾句:「氣盛有餘,則肩背痛,風寒,汗出中風,小便數而欠。氣虛則肩背痛、寒,少氣不足以息,溺色變。」細味經文,應當把句逗改一下,茲訂正如下文:「氣盛有餘,則肩背痛風寒……氣虛則肩背痛疼……」

仔細推敲經文的意思,如果把「風寒」二字單獨讀成一句,其義頗嫌閉閣。因為「風寒」是六淫之氣的專用名詞,而此處所述乃是病能的症狀,則其類不相屬,故個人的體會,把它讀作「氣盛有餘,則肩背痛風寒」。所謂脯餘者是說邪氣有餘,故令肩背痛。而肩背的疼症,當今痛風和痛寒,痛風者其痛流走,痛寒者其痛甚苦,是二者的區別。

又因為「風寒」單作一句,其義與下文「汗出中風」的含義實嫌重複,既說「風寒」於前,就不應該再說「中風」於後,既說「汗出中風」,就該說「無汗傷寒」,於經文的旨諦,才足夠完備,故不應單作一句。

「氣虛則肩背痛寒」,作為一句讀,我體會所謂氣虛是說的正氣虛,或者說陽氣虛。因為陽氣虛,故寒邪應之,而致肩背痛寒的病變,又因為寒屬陰邪,風屬陽邪,照陰陽本性的作用而言,同性相斥,異性相求,故「氣虛則肩背痛寒」而不言「痛風」,與上文的含義顯然不同。

我這種體會,在臨床上應用起來。尚能結合於理論,

然而是否正確呢？僅提供同學們參考，和就正於方家。

五、「脾，足太陰」一節原文中，「溏瘕」一句，應改作「溏、瘕、泄」，讀成一字一句才合適。因為三個字的含義不同，病狀大別。

【臨床應用】

一、是動和所生的諸病，雖然很多，只要從氣化論和經絡論去體會它，說法容易掌握。

二、必須熟讀深思。成竹在胸，臨床一看病能，自然能分別經脈的所屬。

通評虛實論

【正文】

邪氣盛則實，精氣奪則虛。（出《素問》）

【重點補充】

一、通評虛實論全篇的敍述，概要說明了大人和小兒的脈象，並論及經絡虛實的刺法。這一系列的敍述，都以「虛實」二字為論點。也就是說「邪氣盛則實，精氣奪則虛」這兩句話是全篇的綱領，亦即中醫論證的準繩。

關於「虛實」含義的發揮，張隱庵的注釋極為精到。李士材氏的注釋，亦博雅而言簡意賅。可以合併參考，不再重出了。

二、邪氣的含義是說風、寒、暑、濕、燥、火六淫之氣，屬於外因而多實證。內因七情，傷於喜、怒、哀、思、驚、恐、憂，引起氣血內奪的多屬虛證。

三、精氣的含義，是說五味所化之精微，亦名正氣。

四、邪氣與精氣相對，實與虛也是相對的。所謂「實」也者，是說邪氣實，邪氣只有實而沒有虛。但邪氣實者，則相對的正氣必虛。

所謂「虛」也者，是說正氣虛，正氣只有虛而沒有實（正氣只可以說充沛，不是實的含義）。但正氣虛者，則相對的邪氣必實。

五、邪氣實有「微」、「盛」、「太盛」三個不同的程度，這三種分別在時間上與表裏傳變而言，是成正比例的。在經絡臟腑生剋而言，是互相影響、互為因果的。反而言之，正氣虛的觀點，亦復如是。

六、虛與實的辨別，是綜合複雜的病狀，進行觀察的結論，在中醫治療上是中與不中的大關鍵。

邪氣方張，總名曰實症。當分辨微、盛、大盛，以及在經，在腑，或在臟。尤以「真虛而似實」的症候，最當詳慎。天、地、人三候脈象「有力」，是為實脈。實症的治療要旨，當採用「實者瀉之」的原則，重症可用汗、吐、下的方法，輕症可用清火降氣的方法，對於太盛的實症，法當急攻，以治其所當急，急則治其標以免姑息養奸，遲誤生變。對於微和盛的實症，則當寓攻於補，以為標本兼顧的兩全之計。

氣怯神疲，總名之曰虛證。亦當分辨其虛的程度如

何、與臟腑氣血的虛之所在，尤以「真實而似虛」的病候，特須詳慎。天、地、人三候脈象「無力」，是為虛脈。虛症的治療要旨，當採用「虛者補之」的原則。虛在陽分，法當扶陽益火，虛在陰分，法當養陰壯水。大虛的症候，又當急予峻補之，緩劑小劑是無濟於事的。

七、大虛的症候，每見邪實的假症，例如陰虛於下，而火逆於上，如果反而誤用瀉法治療，則後患堪虞，預後不良，多至死亡，沒有救藥。

大實的症候，也每見正虛的假像，例如陽極似陰，如果誤用補法去治療，其後果也與大虛誤瀉相同，這一點要特別鄭重地診斷。

調經論

【正文一】

帝曰：陽虛則外寒，陰虛則內熱；陽盛則外熱，陰盛則內寒。余已聞之矣，不知其所由然也。岐伯曰：陽受氣於上焦，以溫皮膚分肉之間，今寒氣在外，則上焦不通，上焦不通。則寒氣獨於外，故寒慄。

帝曰：陰虛生內熱奈何？岐伯曰：有所勞倦。形氣衰少，穀氣不盈，上焦不行，下脘不通，胃氣熱，熱氣薰胸中，故內熱。

帝曰：陽盛則外熱奈何？岐伯曰：上焦不通，則皮膚緻密，腠理閉塞，玄府不通，衛氣不得泄越，故外熱。

帝曰：陰盛生內寒奈何？岐伯曰：厥氣上逆，寒氣積於胸中而不瀉，不瀉則溫氣去，寒獨留則血凝泣。凝則脈不通，其脈盛大似澀，故中寒。（出《素問》）

【重點補充】

一、這段經文的論點，重在說明陰陽的虛實，有內外的區別，有寒熱的象徵。是從陰陽、虛實、寒熱、表裏綜合觀點而立論的，亦即「八綱」的運用。

二、按《內經》原文在「不知其所由然也」一句之上，還有「余已聞之矣」一句，應當補上「以存其真」。

三、「脈盛大似澀」一句的含義，諸家注解意見不同。其中持疑似態度的是明代馬元台，他說：「若作外診之脈，裏當沉澀。今曰盛大而澀，恐是在中之脈，非外見者。」

持反對意見的，當推清代汪韌庵，他說：「陰盛中寒血澀之人，何以反得盛大之脈？並誤。」

而表示贊同的，當以張隱庵和日本的丹波元簡兩氏。尤以丹波元簡所注，言簡意賅。他說：「厥氣上逆，故脈盛大，血凝泣，故脈澀。」我的意見，同意他這種體會。

按：以內景氣脈而言，氣脈去少而來多的情況，的確是脈見盛大而澀。盛大是來多之貌，澀是去少之象。這是內傷情志的脈候，而不是外感六氣的現象。

我曾向精通內養功夫的前輩叩問過氣脈虛實的內視景象，所得的結果大都相通於上項理論。又在臨床經驗上，常見練氣的人出了偏差，實際情況也符合於這個理論。同

時在臨床上運用導引術，也根據這個理論以進行導引，應手而解除其痛苦，足以證明這意見正確的成分居多。

四、真正的虛症和真正的實症都容易辨識。其調治方法也容易掌握。對於虛症法當固本培元，扶正祛邪。邪氣雖盛，也不可妄行攻法。對於邪氣盛而正氣不虛的實證，法當單刀直入，直接去邪，邪去則正自安，毋庸施補，宜用飲食療法善後。我隨師臨床和我多年來的經驗事實證明了這理論是正確的。

五、虛症之中有實症，實症之中也有虛症，虛實相因相緣。辨別必須真確，其最難掌握的是虛實二者的百分率，不容易正確地定下它的標準。

正虛多少？邪實幾何？重輕失量，本標倒置，則緩急先後的治療方案，也因之而失卻機宜，必然難操勝而反致變成壞症了。

【臨床應用】

一、純粹的實症而正氣不虛者，多屬外因六氣，當直取其邪不必用補。據六經施治，邪去自安。

二、純粹的虛症，多屬內因七情，法當固本培元，扶正祛邪，不可妄用攻法。據臟腑的生剋氣化施治，正氣補還，則邪氣自去。

三、例如陽虛的人，一旦傷了寒，或者中了風，是正虛而邪實的類型，法當根據扶正祛邪的總原則，而使用「扶陽出表」的方法，選用四君子湯或大溫中飲之類的方劑，酌量少加清解表邪之品。

四、例如陰虛的人，一旦外感風寒，其治療的道理，也和陽虛的治法相通，仍當採用扶正祛邪的總原則，而使用「養陰出表」的方法，選用四物湯之類的方劑，酌量少加清解表邪之品。

五、陽氣大虛的症候，法當溫補，益火之源，可採用理中湯、建中湯、補中益氣湯、附參湯、回陽飲之類的方劑。

六、陰虛太甚的症候，法當養陰壯水之主，可採用四物湯、善陰丸、六味地黃湯、知柏八味丸、鎮陰煎之類的方劑。

【正文二】

因飲食勞倦，損傷脾胃，始受熱中，末傳寒中。（出處不詳）

【重點補充】

一、這一段經文，考靈樞經裏，沒有這個篇目。素問的調經論篇第六十二經文裏，也沒有這幾句。李士材原本不知何據。或係錯簡，抑係別有所本，尚待考究。

二、本段經文的立論，是專言飲食勞倦，從時間上來說虛實寒熱的一般規律。大抵病患之來，多由肥甘之所積，一日復一日，傷及脾胃，脾胃是生化之母，根本受傷，故致經年累月，歷久變壞，由不內不外因而漸變為內因之症，其正氣之虛就會有加無已了。

初起的病，邪氣雖實而正氣未虛，邪正相爭，故為實

症，實症多熱，故曰始受熱中。病患既久，如邪氣還未增長，而正氣勢必日虛，虛症多寒，故曰末傳寒中。

【臨床應用】

一、從飲食損傷脾胃而言，在臨床上小兒科常見這類型的患者。凡傷飲食，初起時必然發熱、腹脹，前後不通，這是實症。久病之後，飲食減少、腹瀉、大便白色，反而怕冷，這是虛症。

二、一般脾胃病的患者，追索其病史，大抵不出始受熱中、末傳寒中的規律。

三、熱中之症，屬實，法當泄其子清肅肺胃之氣。寒中之症「屬虛」法當補其母，益火之源。

玉機真藏論

【正文】

脈盛，皮熱，腹脹，前後不通，悶瞀，此謂五實。脈細，皮寒，氣少，泄利前後，飲食不入，此謂五虛。漿粥入胃泄注止，則虛者活。身汗得後利，則實者活。（出《素問》）

【重點補充】

一、本段經文的重點是舉出病能，從而說明虛實的範例，和預後的觀察，並且提示對於虛症要注重調補脾胃，

用培土和中的方法，以補諸虛。對於實症要選用汗、下的方法，以驅逐實邪。

二、心受邪則血脈循環因之失律，邪氣實，故脈盛。肺主皮毛，受了實邪，故皮熱。脾主中州的運化，實邪犯之，故腹脹。腎主水濁的分利，實邪為病，故大小便前後不通。肝受實邪，鬱不條送，橫而不直，留連胸膈，不能右出左入，故悶瞀。以上是五臟實症的要旨。

三、心臟正氣虛，則血脈循環的能量不足，故脈細。肺臟正氣虛，則減低氣運外邪的功能，肺又主皮毛，故皮寒。肝臟正氣虛，則少陽祖氣不能生於子，厥陰氣脈物經已盡之後，也因之不能行流注於肺而開於寅，故氣少。腎臟正氣虛，則減弱太陽陽明氣化的功能，故泄利前後。脾臟正氣虛，則中土運化的功能減退，故飲食不入。（按：思飲食而不能飲食者是胃病。）以上是五臟虛症的要旨。

四、胃土能納受五味，則脾土之虛可以復元，土為生化的根本，根本既然充沛，大虛者亦可回生。土虛既復，則能制水，水旺則腎能作強，清濁攸分，故泄注止，而犯虛死者，得以不死。

五、實邪在表，汗之而解；邪實在裏，下之而安。故實邪相犯，可以救於死地。

【臨床應用】

一、五實五虛的病能，必須分辨清楚。

二、諸虛百損的治療總原則，必須注重脾胃的調補。掌握土為生化之母的觀點，從而聯繫虛中有實、實中有

虛、母子相緣、五行生剋的理論，在臨床上才能全面應用，不致發生虛虛實實的錯誤。

舉痛論

【正文】

帝曰：善。余知百病生於氣也，怒則氣上，喜則氣緩，悲則氣消，恐則氣下，寒則氣收，炅則氣泄，驚則氣亂，勞則氣耗，思則氣結。九氣不同，何病之生？

岐伯曰：怒則氣逆，甚則嘔血及飱泄，故氣上矣。喜則氣和志達，榮衛通利，故氣緩矣。悲則心系急，肺布葉舉，而上焦不通，榮衛不散，熱氣在中，故氣消矣。恐則精卻，卻則上焦閉，閉則氣還，還則下焦脹，故氣下行矣。寒則腠理閉，氣不行，故氣收矣。炅則腠理開，榮衛通，汗大泄，故氣泄矣。驚則心無所倚，神無所歸，慮無所定，故氣亂矣。勞則喘息汗出，外內皆越，故氣耗矣。思則心有所存，神有所歸，正氣留而不行，故氣結矣。（出《素問》）

【重點補充】

一、舉痛論是素問的篇名，新校正本考據說如下：「按全元起本在第三卷，名為五藏舉痛，所以名舉痛之義未詳。按本篇乃黃帝問五藏卒痛之疾，疑『舉』乃『卒』之誤也。」這項考據我個人同意是正確的。

二、這一段經文的敍述，是以「九氣」為主要的論點，說明九氣有不同的性能和所生的病能，也就是分析九氣的「能」與「所」。

三、氣屬陽。陽生陰長，陽殺陰藏，又氣為血帥，氣血相緣，虛實、順逆、緩急，都能成病，故曰，百病生於氣也。

四、這裏所說的九氣，是指氣化的能所作用和「三因」與氣的病理分析而言，與道生篇裏所說的養生術，所運用的「內外九氣」又有所不同。

五、「怒則氣逆，甚則嘔血及殆泄。」考甲乙經及太素經作「食而氣逆」，又數經脈篇所說肝病所主則云「嘔逆殆泄」，細究經旨仍從本文。

六、「恐則精卻」至「故氣不行矣」。考新校正本作「故氣下行矣」。而馬元台與張隱庵卻援引本神篇所說「夏恐者，氣閉塞而不行」來反駁，是錯誤的，當從新校正的意見為是。

七、七情與氣的關係，寒熱與氣的關係，勞倦與氣的關係，我們在日常生活中可以親身體會，證明這一系列的敍述，是經驗累積觀察得來的記載。

例如：人當大怒的時候，必然面紅耳赤，證明是氣上升的作用。又例如在極度恐懼的時候，每每屎尿流出，證明是氣下降的作用。

八、炅：音炯、熱也。又按：「帝曰」下文，應補一個「善」字。

九、肝在志主怒，怒則肝氣勃發，逆上於燥土

（胃），則嘔血，橫剋於濕土（脾）則殞泄。

十、「喜則氣緩」的含義，照岐伯對曰的下文而言，等於說明不是病能，則與七情病的理論有矛盾。故李士材引用本神篇所說「喜樂者，神憚散而不藏」。發揮其說，認為「大喜而氣散不收，緩慢不能攝持」。這見解是有深切的體會的，而不是臆說和斷見，可從。

旁據養生家的經典著作所言「喜則氣降」與「真樂則氣和」，對於「喜」與「真樂」分別很大，氣的作用也不同。在練氣的實踐中，證實這理論是有根據的。

風　論

【正文】

風者，善行而數變，腠理開則灑然寒，閉則熱而悶。其寒也，則衰食飲，其熱也，則消肌肉，故使人怢慄而不能食，名曰寒熱。風氣與陽明入胃，循脈而上至目內眥。其人肥，則風氣不得外泄，則為熱中而目黃；人瘦，則外泄而寒，則為寒中而泣出。風氣與太陽俱入，行諸脈癒。散於分肉之間，與衛氣相干，其道不利，故使肌肉憤䐜而有瘍，衛氣有所凝而不行，故其肉有不仁也。癘者，有榮氣熱胕，其氣不清，故使鼻柱壞而色敗，皮膚瘍潰，風寒客於脈而不去，名曰癘風。

風中五臟六腑之癒，亦為藏腑之風，各入其門戶所中，則為偏風。風氣循風府而上，則為腦風。風入頭系，

則為目風眼寒。飲酒中風，則為漏風。入房汗出中風，則為內風。新沐中風，則為首風。久風入中，則為腸風飧泄。外在腠理，則為泄風。

故風者，百病之長也。至其變化，乃為他病也。無常方，然致有風氣也。（出《素問》）

【重點補充】

一、本段經文，是專門敍述五臟六腑的風症，為後世論風辨證的張本。

二、這一段經文只是全篇中的一段，其實後一段比這一段還要重要，它敍述臟腑風症的症狀，在臨床實踐中是辨證的根據。而本段的含義，用於病理分析的成分居多。因此，應當結合後一段經文研究。

三、「故使人怢慄而不能食」的下面，應當按照經文補入「名曰寒熱」一句。這一句是不能刪除的。因為寒風入胃，故飲食衰。熱氣內留，故消肌肉。寒熱相合，故怢慄而不能食。所以名曰寒熱一句，應當補入。

按：「怢慄」是卒然振寒作熱，恍惚自懼的病候。

四、「風寒客於脈而不去，名曰癘風」，下文應按王冰本補入「或名曰寒熱」一句。按滑伯仁本與李士材本都把這五字刪去了，是不合理的。當從王冰注本。他說：「始為寒熱，熱甚曰癘風。」這是著眼於時間的階段論，是合乎邏輯的。又細味經義，上文明明說「名曰癘風」，而下文也明明說「或名曰寒熱」，體會「或」字的文氣，就很明顯了。

五、風屬陽，陽的本性主動，故曰善行而數變。

六、各入其「門戶」的含義，是說五臟六腑的氣血，營衛灌溉，左右出入，來去交會，上下抱負，皆有一定的俞穴，這些交會出入的俞穴，有如門戶的作用，故曰門戶。氣血由門戶出入，風邪也由此而出入，故曰各入其門戶。

按：俞穴的門戶作用，除了用於醫學之外，練氣家用在導引術和武功點穴術兩方面。也重視這些門戶俞穴，其密傳與醫術有別。

【臨床應用】

一、根據所述各種風症的病症，在臨床上進行對照分析，以期在實踐中辨識善行而數變的風症，從而立法處方。

二、對於五臟風的形狀，應用望診來辨別，是值得鑽研的一項專門學問，也是提供科學研究的好資料。

例如：肺風的望診，必在「闕庭」氣之部，而呈現白色。對其中所存在的「為什麼」，我們應該求得近代科學上的瞭解和證明。

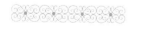 評熱病論

【正文】

邪之所湊，其氣必虛。（出《素問》）

【重點補充】

一、氣虛則不能衛固於外，故外邪乘虛而入。這是因氣先虛，然後邪才會侵入而言的。

二、因邪入已久，故使正氣更虛，這是從傳變角度而言的。

【臨床應用】

一、正氣素虛者，扶正以驅邪。

二、正氣虛的程度不大，而邪氣實者，驅邪以安正。

三、結合道生篇的養生方法，重視預防為主的觀點，以求正氣不虛而充沛，則元氣充盈，病無從入了。

厥　論

【正文】

陽氣衰於下，則為寒厥；陰氣衰於下，則為熱厥。……前陰者，宗筋之所聚，太陰陽明之所合也。春夏則陽氣多而陰氣少，秋冬則陰氣盛而陽氣衰。此人者質壯，以秋冬奪於所用，下氣上爭不能復，精氣溢下，邪氣因從之而上也。氣因於中，陽氣衰，不能滲營其經絡，陽氣日損，陰氣獨在，故手足為之寒也。酒入於胃，則絡脈滿而經脈虛，脾主為胃行其津液者也。陰氣虛，則陽氣入；陽氣入，則胃不和，胃不和；則精氣竭，精氣竭；則不營其四肢也。此人必數醉，若飽以入房，氣聚於脾中不

得散，酒氣與穀氣相搏，熱盛於中，故熱偏於身，內熱而溺赤也。夫酒氣盛而慓悍，腎氣日衰，陽氣獨盛，故手足為之熱也。（出《素問》）

【重點補充】

一、厥論篇是專門敍述寒厥、熱厥及六經氣脈個別的厥狀病能，為辨別厥證的綱領。

二、所論的厥症，雖包含廣泛，而統以寒熱，別以六經。大凡氣逆於上，手足寒熱，腹滿下氣，腫首頭重，氣亂不知人，癲疾欲走，妄見妄言，暴聾暴腫，熱脅痛胻，前後不利，不欲食，食則嘔，不得臥，口乾，溺赤，心痛，少腹腫痛，陰腫，胻內熱等病狀，都以厥論。因與後世所說的厥症不同。大約一般所指的厥症，只限四肢逆冷、昏仆不知人事、身冷蜷臥、爪甲青紫，或是身熱面赤、唇口乾燥等症，也就是狹義的厥論。

三、後世又從厥論中，分立名目為乾腳氣、濕腳氣，從而廣飾方論，其實就是厥論篇所說的厥論之一部分。

四、「厥」字的含義是說「氣逆上也」。下氣逆於上，輕者變生諸經厥症。重者眩仆不知人事，極重者不更生而死。

五、厥症統攝於陰陽二症，也就是寒厥和熱厥兩大類別。

六、陽氣衰於足下，則相對的陰氣盛，陰性寒，故足下寒，是為寒厥。又寒厥的冷逆現象，是循三陰的經絡起於足趾的內側，而聚於胻股的內廉，聚於足下的「三陰

交」，其症尚輕；如過膝而聚於膝上的「羊矢」者必死。兩手冷逆，過「尺澤」直入「極泉」者，也是必死。

　　陰氣衰於下，則相對的陽氣盛，陽性熱，故足下熱，是為熱厥。又熱厥的熱逆現象，是循三陽經絡起於足趾的外側，而循腑股的外廉，陰氣虛而陽氣乘之。聚於足心者，其症尚輕；如係熱厥而似寒者，則危亡踵至。所謂「熱深厥亦深」的症候，即指此類型而言，最易誤認誤治。

　　七、「春夏則陽氣多」至「手足為之寒也」一段，是說明熱厥的病因。

【臨床應用】

　　一、熟讀深思。

　　二、熱深厥亦深、真熱厥而似寒厥的症候，特須注意診斷，可以參考傷寒論的專條。

　　三、六經氣脈的厥狀病能，在本篇中的後半段，宜切實記熟，臨床上對於分經辨症，才有路數。

刺熱論

【正文】

　　肝熱病者，左頰先赤。心熱病者，額先赤。脾熱病者，鼻先赤。肺熱病者，右頰先赤。腎熱病者，頤先赤。（出《素問》）

【重點補充】

一、刺熱篇是專門研究對於熱病使用針刺療法的。敘述五臟熱病的症狀，分別用針。有名的「五十九刺穴」，即出源於這篇經文裏。

按：五十九刺穴，計頭上五行，各五穴，五五二十五穴。中行穴位是：上星、囟會、前頂、百會、後頂。兩旁二行穴位是：五處、承光、通矢、絡卻、玉枕。兩旁四行穴位是：臨泣、目窗、正營、承靈、腦空。以瀉諸陽的熱。大杼、缺盆、肩中俞，左右共八穴，以瀉胸中的熱。氣衝、足三里、巨虛、上下廉，左右共八穴，以瀉胃中的熱。雲門、肩髃、委中、髓空，左右共八穴，以瀉四肢的熱。五臟的俞穴，左右共十穴，以瀉五臟的熱。總共為五十九穴。

二、這一段經文的下面，還有「病雖未發，見赤色者刺之，名曰治未病」三句。聯繫起來體會，其意思更為明顯。也就是說這段經文的論點，是用望診的方法而進行針療的。因為病機已伏於內，五臟的氣化必然變易，氣變異常，則顯現在外面而為五色，所以能夠望而知之。

三、熱的本性，在陰陽觀點而言是屬於陽的。又在五行的觀點而言，是屬於火的，火在五色裏是屬於赤的。故熱病者，陽火之症也。因此五臟熱病，都出現赤色。望診赤色發現的部位，即可為之根據，從而診斷為那一臟的熱病。診斷正確，進行治療，必然有效。

四、左右頰，當作左右顴。

五、根據內經現有的記載，對於望診部位氣色的解

釋，即使採用以經解經的方法，尚難詮釋其所必然。唯有鑽研氣脈內景功夫，講究養生之術，用內視的方法，才可以體會證這幽微的道理，和氣、色、形、神四者相因相緣的究竟。參考前講色診一章的五色篇。

六、肺熱病者右頰先赤之外，同時兩耳的輪廓也會現赤色。心熱病者，額先赤之外，同時舌尖也會發赤，有如紅豆。單是赤色現在額部，淺淡潤澤、濃淡如一者，獨不為病，因為額屬離宮，是心臟火氣的本位，故反而是正常的。只有火氣太過，發現如雲似菌，或彷彿星羅棋佈的赤色，或在神庭穴與印堂穴的中央，獨現燈花似的赤色，才是病兆。這一點不可不知，而不要與露現在其他四臟部位上的赤色等量齊觀了。

反之，赤色發現有肝、肺、脾、腎四臟的部位，都是病徵，也是病機已伏行即將發病的預兆。

七、赤色現在鼻準，不論是長久存在，或突然發現，都是脾胃內燥的氣色。或者是酒客嗜酒的病象，其病患尚輕。

【臨床應用】

一、熟讀深思之外，在實踐中體會色的深淺濃淡，與病機內伏的淺深關係，又與發病的時間關係，都是成正比例的。

二、使用針療和藥物施治，在過程當中，觀察氣色的隱顯明晦的變化，可以得出一個或好或壞的經驗總結。

熱論篇

【正文】

　　帝曰：今夫熱病者，皆傷寒之類也。或癒或死，其死皆以六七日間，其癒皆以十日以上者，何也？

　　岐伯對曰：巨陽者，諸陽之屬也，其脈連於風府，故為諸陽主氣也。人之傷於寒也，則為病熱，熱雖甚不死。其兩感於寒而病者，必不免於死。傷寒一日，巨陽受之，故頭項痛，腰脊強。二日陽明受之，陽明主胃，其脈俠鼻絡於目，故身熱目痛而鼻乾，不得臥也。三日少陽受之，少陽主膽，其脈循脅絡於耳，故胸脅痛而耳聾。三陽經絡皆受其病，而未入於臟者，故可汗而已。四日太陰受之，太陰脈布胃中，絡於嗌，故腹滿而嗌乾。五日少陰受之，少陰脈貫腎，絡於肺，繫舌本，故口燥舌乾而渴。六日厥陰受之，厥陰脈循陰器而絡於肝，故煩滿而囊縮。三陰三陽、五臟六腑皆受病，榮衛不行，五臟不通。則死矣。

　　……

　　其未滿三日者可汗而已。其滿三日者可泄而已。（出《素問》）

【重點補充】

　　一、這一段經文是專論外因所引起的熱病。故曰「皆傷寒之類也」。全篇的內容，包括有病理、病狀，臟腑表裏傳變的病程，治療原則以及病癒邪解的日程，善後調

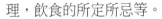

理，飲食的所定所忌等。

　　二、「兩感」的含義，是說明陰陽兩傷、臟腑表理皆病的意思。例如，一日太陽與少陰兩感於邪，在太陽之經為頭痛，在少陰之經為口乾煩滿等。

　　三、一日二日三日以至六日分說六經受病。是說病邪發展的階段論，是論理方法的一個公式，不是一定不移機械式的說法。因為從時間的觀點而言，事物是不斷發展的，用過去、現在、未來「三際」辯證法，可以說明這一點。因此，受病和病癒的過程，並不一定要經過六天，或者硬是某一天傳某一臟某一腑。

　　但就病程發展的規律而言，一般是先從太陽受病的。

　　四、仲景所著的《傷寒論》，係以六經來立論，關於病程的敍述，一日二日三日的時間觀點，都與《內經》經旨相通。我們就歷史的觀點來看，《內經》成書的時代，遠在仲景出生之前，而《傷寒論》成書的時代，是在東漢末季，桓靈之世，同時仲景自序文裏也明白說「撰用素問」。又考傷寒論以六經為立論的基礎，偏於立法製方，而對於病理和生理的敍述很少。

　　根據這幾點分析，可以說仲景是師承《內經》的學術思想而創作了《傷寒論》的。

　　如上所述，意味著學習《傷寒論》，必須精通《內經》。《內經》理論有了基礎，才能正確運用《傷寒論》的方法。才不致盲目自詡為「經方家」，而詆毀內經為不科學。

　　五、三陰三陽生化變易的次第，就陰陽氣化的觀點而

言，三陽氣機的生化規律，是由少陽→而陽明→而太陽。三陰氣機的生化規律，是由厥陰→而少陰→而太陰。反而言之，則因陰陽氣化的盈虧消長，而有陰陽性量少老的分別，有現量盛衰的局勢，有比量多寡的作用。太陽為老陽，雖始化於少陽，而為三陽之主氣，衛行於外表，三陽之受外邪，太陽首當其衝，故曰一日太陽受之也。循其化生次第，逆而傳變，故曰二日陽明三日少陽也。因此，經言三陽受病的階段論，反而成為由太陽→而陽明→而少陽的公式了。

太陰為老陰，雖胚化於厥少二陰，而反能孕育厥少，為三陰長養之母，乃陰中之至陰，故能與陽氣相引，天噓地吸，遂啟恩害相承的作用。

在三陽行經周遍之後，傳於三陰，則太陰首當之，故曰四日太陰受之也。循其生化次第，逆而傳變，故曰五日少陰六日厥陰也。因此，三陰受病的階段論，反而成為由太陰→而少陰→而厥陰的公式了。

六、為什麼六經氣化的轉變，是逆道呢？因為順乎陰陽之氣則生，則長，逆乎陰陽之氣則病，則死。故《內經》之說生死病變，是從順逆的觀點而出發的。

【臨床應用】

一、牢牢熟讀，以辨別六經症候。

二、可汗而已和可泄而已的治法，是不變的總原則。對於未滿三日和已滿三日的時間觀點，卻不可拘執呆板，因為六日傳變的階段論，只是一個發展的概況而已，當據

實際活用。

瘧論篇

【正文】

帝曰：夫痎瘧皆生於風。其蓄作有時者，何也？

岐伯對曰：瘧之始發也，先起於毫毛，伸欠乃作寒慄鼓頷，腰脊俱痛。寒去則內外皆熱，頭痛如破，渴欲冷飲。陰陽上下交爭，虛實更作，陰陽相移也。陽並於陰，則陰實而陽虛。陽明虛、則寒慄鼓頷也。巨陽虛則腰背頭項痛。三陽俱虛。則陰氣勝，陰氣勝則骨寒而痛。寒生於內，故中外皆寒，陽盛則外熱，陰虛則內熱。內外皆熱，則喘而渴，故欲冷飲也。此皆得之夏傷於暑。熱氣盛，藏於皮膚之內，腸胃之外，此榮氣之所舍也。此令人汗空疏，腠理開。因得秋氣，汗出遇風，及得之以浴，水氣舍於皮膚之內，與衛氣並居。衛氣者，晝日行於陽，夜行於陰，此氣得陽而外出，得陰而內薄，內外相薄，是以日作。其氣之舍深，內薄於陰，陽氣獨發，陰邪內著，陰與陽爭不得出，是以間日而作也。邪氣客於風腑。循膂而下，衛氣一日一夜，大會於風府，其明日日下一節，故其作也晏。……其出於風府，日下一節，二十五日下至骶骨，二十六日入於脊內，注於伏膂之脈。其氣上行，九日出於缺盆之中，其氣日高，故作日益早也。……夫寒者，陰氣也。風者，陽氣也。先傷於寒，而後傷於風，故先寒

而後熱也。病以時作，名曰寒瘧。此先傷於風，而後傷於寒，故先熱而後寒也，亦以時作，名曰溫瘧。其但熱而不寒者，陰氣先絕，陽氣獨發，則少氣煩冤，手足熱而欲嘔。名曰癉瘧。……邪氣與衛氣客於六府，有時相失，不能相得，故休數日乃作也。……溫瘧者，得之冬中於風寒，氣藏於骨髓之中，至春則陽氣大發。邪氣不能自出，因遇大暑，腦髓爍，肌肉消，腠理發洩，或有所用力，邪氣與汗皆出。此病藏於腎，其氣先從內出之於外也。如是者，陰虛而陽盛，陽盛則熱矣；衰則氣復反入，入則陽虛，陽虛則寒矣。故先熱而後寒，名曰溫瘧。癉瘧者，肺素有熱，氣盛於身，厥氣上沖，中氣實而不外泄，因有所用力，腠理開風寒舍於皮膚之內、分肉之間而發，發則陽氣盛，陽氣盛而不衰，則病矣。其氣不及於陰，故但熱而不寒。氣內藏於心，而外舍於分肉之間，令人消爍脫肉，故命曰癉瘧。（出《素問》）

【重點補充】

一、這篇經文，是專門討論瘧病的病因、病理、症狀。當聯繫刺瘧篇的針刺療法，進行研究。

二、痎音皆，痎瘧是瘧疾的總稱，凡寒瘧、溫瘧、癉瘧，也不分每日、間日、三日，都稱瘧疾。馬注、張注、李注皆同此義。王注以為老瘧，孔穎達《左傳正義》則說疾是小瘧，痁是大瘧，其說尚有待於商榷。

三、本段對於瘧病的受病原因，認為「皆生於風」，是一個獨特的理論，與近世瘧原蟲說法，完全不同。

　　四、對瘧病的症候分析，根據經文的敍述，可以總結如下的幾個類型：（1）先寒後熱。（2）寒多熱少。（3）先熱後寒。（4）熱多寒少。（5）寒熱兼半。（6）單熱不寒。（7）單寒不熱。（牝瘧）

【臨床應用】

　　一、進一步研究純粹使用針灸治療瘧疾，不用藥物為什麼能夠治癒。又用科學檢查為什麼瘧會消逝。

　　二、用藥治療，對寒熱的多少和先後發作，單熱單寒，以及久瘧二三年不癒，其治法有很大的差別，不可籠統拘執於一個成方施治。

咳　論

【正文】

　　皮毛者，肺之合也。皮毛先受邪氣，邪氣以從其合也。其寒飲食入胃，從胃脈上至於肺，則肺寒，肺寒則外內合邪，因而容之，則為肺咳。五臟各以其時受病，非其時，各傳以與之。人與天地相參，故五臟各以治時，感於寒則受病，微則為咳，甚則為泄，為痛。乘秋則肺先受邪，乘春則肝先受之，乘夏則心先受之，乘至陰則脾先受之，乘冬則腎先受之。肺咳之狀，咳而喘息有音，甚則唾血。心咳之狀，咳則心痛，喉仲介介如梗狀，甚則咽腫喉痺。肝咳之狀，咳則兩脅下痛，甚則不可以轉，轉則兩脅

下滿。脾咳之狀，咳則右脅下痛，陰陰引肩背，甚則不可以動，動則咳劇。腎咳之狀，咳則腰背相引而痛，甚至咳涎。五臟之久咳，乃移於六腑。脾咳不已，則胃受之。胃咳之狀，咳而嘔，嘔甚則長蟲出。肝咳不已，則膽受之，膽咳之狀，咳嘔膽汁。肺咳不已，則大腸受之，大腸咳狀，咳而遺矢。心咳不已，則小腸受之，小腸咳狀，咳而失氣，氣與咳俱失。腎咳不已，則膀胱受之，膀胱咳狀，咳而遺溺。久咳不已，則三焦受之，三焦咳狀，咳而腹滿，不欲食飲。此皆聚於胃，關於肺，使人多涕唾，而面浮氣逆也。（出《素問》）

【重點補充】

一、這一段經文是把咳嗽作專題敍述的，推其病源，則統攝於內因和外因。詳其受病的臟腑，歸納於肺胃為主，而併發於他臟他腑的咳嗽，也不能離開肺胃的關係。故曰：「此皆聚於胃，關於肺。」

二、咳嗽是一個症候。按：咳者，刻也，氣奔至，出入不平調，若刻物也。嗽者，促也，用力急促也。據此，則「有聲謂之咳，連聲謂之嗽」，也可以照這標準來分別它。

歷代諸注解，有以咳為陰，嗽為陽的。也有以無痰而有聲為咳、無聲有痰為嗽的，有痰有聲曰咳嗽的。

這段經文對整個咳論篇只說咳而不曾提出嗽字。只言咳而不言嗽者省文也。因此咳即是嗽，嗽即是咳。又參《素問》全書裏，只有陰陽應象大論云：「秋傷於濕，冬生

咳嗽。」五臟生成篇云：「咳嗽上氣。」診要經絡論云：「春刺秋分，筋攣逆氣，環為咳嗽。」示從容篇云：「咳嗽煩冤者，腎氣之逆也。」

除了這四次是咳嗽並稱之外，其餘篇中，都只說咳，而不說嗽。據此，細味經旨，則咳嗽是一個症候，似無用多去分別它。一家之言，參考可耳。

三、「三焦受之」的含義，是指的上中下三焦，當從王冰、李士材、張隱庵的注解為是。馬元台注作手少陽三焦經，是不合理的。因為上中下三焦是氣化論，手少陽三焦經是經絡論。

【臨床應用】

一、辨清內因和外因的病源。

二、掌握肺和胃受病的主要臟腑。痰涎湧盛的咳嗽，以治胃為主。咳嗽多而痰少的，以治肺為主。

三、辨別寒熱虛實之後，用止咳化痰的治法，切莫疏忽了補益肺氣的用法，尤其對於久咳的虛症，單圖化痰止咳，而不扶氣培元，則痰隨化隨生，將無已時，而正氣則愈化愈衰，結果預後變為壞症。

經脈別論

【正文】

夜行則喘出於腎，淫氣病肺。有所墮恐，喘出於肝，

淫氣害脾。有所驚恐，喘出於肺，淫氣傷心。度水跌仆，喘出於腎與骨。當是之時，勇者氣行則已，怯者著而為病也。（出《素問》）、

【重點補充】

一、這一段經文是說喘息病變的因素，和五臟相互影響的關係。

二、根據病變的推求，五臟影響關係的分析，從而立法施治，也就大大的不同。例如培土肅金、引火入水、益氣寧神等方法，各有主治的對象，不可混同胡亂使用。

三、夜為陰氣盛旺的時候，少陰腎家為陰中之陰臟，其氣少嫩。又因陰性主靜而內守，最忌陰靜之時陽氣擾動，腎主作強，行則陽氣動。兼之腎在五志主恐，夜行多恐則其氣愈動，遂致陰愈傷則水不能濟火，火性上炎而刑於肺，子病而及母，故曰：夜行則喘出腎，淫氣病肺也。

四、墮恐者則傷筋淤血，肝主筋又主血，又因肝病則剋土，故曰喘出於肝，淫氣害脾也。

五、肺主氣，心藏神，氣衰則神亂，故曰：喘出於肺，淫氣傷心也。

六、渡水則水寒傷腎，跌仆則骨傷，腎主乎骨，故曰度水跌仆，喘出於腎與骨也。

【臨床應用】

一、熟讀深思。

二、加減六味地黃丸（湯），加減補中益氣湯，加減

左右歸飲，加減麻杏石甘湯，加減芩連二陳湯，加減安神
蠲飲湯，加減溫膽湯，這些方劑可以適宜採擇，化裁使
用。丹藥方面則黑錫丹、一炁丹、鋁霜丹等亦可適宜採用。

腹中論

【正文】

心腹滿，旦食則不能暮食，名為鼓脹。治之則雞矢
醴，一劑知，二劑已。（出《素問》）

【重點補充】

一、這段經文是說腹中論裏面的鼓脹病。按：腹中論
篇第四十，在《素問》十一卷，包括鼓脹、血枯、伏梁、
熱中、消中、厥逆、妊娠、頭痛等項。

二、雞矢醴能消積下氣，通利大小二便，為攻伐峻
劑。故只可用於因停積而成鼓脹者，及濕熱有餘者，凡屬
實症，方可使用，且不可過量。如係脾腎虛寒發脹，或因
氣虛中滿者，誤服此藥，必變壞症，致於不救。

三、旦食則不能暮食的含義，是說朝寬暮急，內傷脾
腎，留滯於中，故心腹脹滿，不能再食。

【臨床應用】

一、雞矢醴當選擇公雞屎，尤以帶有白色膩液者力量
更大。溏稀黑色者不可用。

二、雞矢醴的炮製法，收集公雞屎，用絹袋或麻袋裝好，排通風處陰乾，但不可用日光曬乾。

將乾雞屎搗成末，入陶瓷或砂鍋鼎，忌見五金。用文火火候，並以柳枝筋不住擾炒，以臭氣盡，黃色而香，焦氣出為度，但須注意不可出青煙。趁熱隨即以百沸湯澆淋取汁備用。也可用無灰黃酒煎益煮，澄清，去渣滓。取清汁備用。

按：醫學正傳云「炒焦色，地上出火毒」，炮製方法誤訛。且用散劑，始可云出火毒。

三、服法分為散劑和湯劑兩種方式。如用散劑可服一錢七，以無灰黃酒調沖服下。如用湯或酒的製劑，則用雞屎一升（約合秤一兩），煎水酒二盅，分兩次空腹服，以在早晨卯時服下，從天地陽氣發展的規律，使藥性在人體內發揮子午流注相從的作用，卯時正得陽明之氣，其效用更為顯著。

四、除了單用一味雞矢醴之外，後代有配合木香、檳榔末各一錢的，見醫學正傳。又有配合桃仁、大黃末各二錢，生薑三片，煎湯沖吞的，見宣明論方。也有配合炒黑豆各一升，炒焦黃，以清酒淋汁服用的。見千金方及婦人良方。都可以適宜採用。

五、如服後下瀉黑水濁汁，三五次尚不止者，可服清米湯一碗即止。又如一服不效者，當再服取效為度。但又當以脹消大半為標準，不可過量。

脹　論

【正文】

夫心脹者，煩心短氣，臥不安。肺脹者，虛滿而喘咳。肝脹者，脅下滿而痛引小腹。脾脹者，善噦，四肢煩悗，體重不能勝衣，臥不安。腎脹者，腹滿，引背央央然，腰髀痛。胃脹者，腹滿，胃脘痛，鼻聞焦臭，妨於食，大便難。大腸脹者，腸鳴而痛濯濯，冬日重感於寒，則飧泄不化。小腸脹者，小腹䐜脹，引腰而痛。膀胱脹者，少腹滿而氣癃。三焦脹者，氣滿於皮膚中，輕輕然而不堅。膽脹者，脅下脹滿，口中苦，善太息。……厥氣在下，營衛留上，寒氣逆上，真邪相攻，兩氣相搏，乃合為脹也。（出《靈樞》）

【重點補充】

一、這一段經文，重點敍述五臟六腑脹病的症狀。最後總論病理，認為是真氣和邪氣相爭，合而造成脹病。

二、脹病的含義，不是說五臟六腑、本臟脹滿，而是說臟腑的氣化作用，根據其現症在某一處，以經絡論的觀點，從而斷它是某臟腑的脹病。故岐伯曰：「三者（血脈、臟、腑）皆存焉。然非脹之舍也。」又曰：「夫脹者皆，在於臟腑之外，排臟腑而郭胸脅，脹皮膚，故名曰脹。」據此，則脹病的意思很明確了。

三、悗，音每，悶亂貌，手足不知所措貌。因脾主四

肢，故在手足。

　　四、央央然，困乏苦楚貌。

　　五、「輕輕然而不堅」：著物反而不敏，不著物而皮膚又似乎輕浮蕩漾，不連於肌絡。

　　六、「痛濯濯」：陣陣作水流聲，伴合著隱隱作痛貌。

　　七、「氣癃」：癃閉症，小便不利或小便不出。

　　八、厥逆之氣，自下而上，致令營衛之氣的流行，不合常度，故且留止，真氣與邪氣相爭相持，合而為脹病的因素。

【臨床應用】

　　一、熟讀深思。

　　二、分別五臟六腑的脹病，從而分立治法。岐伯曰：「陰為臟，陽為腑。」是辨證陰陽病變和處所的要旨。

水脹篇

【正文】

　　目窠上微腫，如新臥起之狀，其頸脈動，時咳，陰股間寒，足脛腫，腹乃大，其水已成矣；以手按其腹，隨手而起，如裹水之狀，此其候也。膚脹者，寒氣客於皮膚之間，空空然不堅，腹大，身盡腫，皮厚，按其腹窅而不起，腹色不變，此其候也。鼓脹者，腹脹，身皆大，大與膚脹等也；色蒼黃，腹筋起，此其候也。夫腸覃者，寒氣

客於腸外，與衛氣相搏，氣不得榮，因有所繫，癖而內著，惡氣乃起，瘜肉乃生；其始生也，大如雞卵，稍以益大，至其成，如懷子之狀，久者離歲，按之則堅，推之則移，月事以時下，此其候也。石瘕生於胞中。寒氣客於子門，子門閉塞，氣不得通，惡血當瀉不瀉，衃以留止，日以益大，狀如懷子，月事不以時下。皆生於女子，可導而下。（出《靈樞》）

【重點補充】

一、這段經文，是敍述水脹、膚脹、鼓脹，並旁及腸覃、石瘕等症的辨識綱領。

二、辨識的方法，包括四診的運用。雖然沒有完全用切脈的方法，而「按其腹」是歸納於切脈的。「其頸脈動」是專指切診人迎脈的。按人迎是診足陽明的「象天」之部，它和任衝二脈相應，又與趺陽脈是天地分候的脈法。

三、目窠分上下二處，在眼的下瞼部，形腫如臥蠶之狀，故名曰臥蠶。見此形腫而黃色如敗土，裏蘊青暗色而氣滯者，是水脹症。色青暗而蘊於裏，皮表有浮光者，是痰飲症。又臥蠶部位，是卑濕和阜燥兩土的真氣，由裏支而入濡於目的門戶，故土衰受水濕的反晦，而現此形色。此云目窠上，則是指上眼瞼而說的，是肝氣所居，這種水腫的性質，是風水的症候，與前述是有分別的，治法以肝肺為主，脾腎為次。

四、膚脹、鼓脹，即後世所謂的氣鼓、食鼓。

五、腸覃與石瘕，屬於婦科病。覃音秦，亦讀作菌，

或作譚音。也有寫成蕈的。

【臨床應用】

一、水脹症候，近年來各個醫療機構，都在鑽研這種病，各方的報導，療效皆佳，可以參考。有效的逐水消腫的方劑也多，可以適宜採用。

二、攻水消腫之劑，必須注意，不可用之過量，宜以「衰其大半」即當停止續用峻烈的攻藥。而以扶正祛邪，逐漸消導為最妥善的原則。否則邪雖攻去，水患雖平，而正氣竭絕，難以善後，終歸死亡。當然，在應攻的時機，卻又不可緩攻，或者重病而用輕小的劑量，也是不對頭的。

三、常見使用的甘遂製劑，不可用湯劑的服法，宜用散劑，因為甘遂是利於火而不利於水的。

平人氣象論

【正文】

頸脈動，喘疾咳，曰水。目裏微腫，如臥蠶起之狀，曰水。溺黃赤，安臥者，黃疸。已食為饑者，胃疸。面腫，曰風。足脛腫，曰水。目黃者，曰黃疸。（出《素問》）

【重點補充】

一、平人氣象論十八，在《素問》第五卷裏。其中以

論脈法辨證為主。

二、這一段經文，當與前篇脹論和水脹論綜合起來體
會。

三、胃疸的含義，疸與癉通，已食如饑，是為消中，
即後世所稱的中消症。馬元台注為殺疸，與經義不相同。

【臨床應用】

一、熟讀深思。

二、面腫者為風水，法當發汗。

三、足脛腫為水濕，法當利水。

舉痛論

【正文】

經脈流行不止，環周不休，寒氣入經而稽遲，泣而不
行，客於脈外則血少，客於脈中則氣不通，故卒然而痛。
寒氣客於脈外，則脈寒，脈寒則縮踡。縮踡則脈絀急，絀
急則外引小絡，故卒然而痛，得炅則痛立止；因重中於
寒，則痛久矣。寒氣客於經脈之中，與炅氣相搏則脈滿，
滿則痛而不可按也。寒氣客於腸胃之間，膜原之下，血不
得散，小絡急引故痛，按之則血氣散，故按之痛止。寒氣
客於俠脊之脈，則深按之不能及，故按之無益也。寒氣客
於衝脈，衝脈起於關元，隨腹直上，寒氣客則脈不通，脈
不通則氣因之，故喘動應手矣。寒氣客於背俞之脈，則脈

泣，脈泣則血虛，血虛則痛，其俞注於心，故相引而痛，按之則熱氣至，熱氣至則痛止矣。寒氣客於厥陰之脈，厥陰之脈者，絡陰器繫於肝。寒氣客於脈中，則血泣脈急，故脅肋與少腹相引痛矣。厥氣客於陰股，寒氣上及少腹，血泣在下相引，故腹痛引陰股。寒氣客於小腸膜原之間，絡血之中，血泣不得注於大經，血氣稽留不得行，故宿昔而成積矣。寒氣客於五臟，厥逆上泄。陰氣竭，陽氣未入，故卒然痛，死不知人，氣復反則生矣。寒氣客於腸胃，厥逆上出，故痛而嘔也。寒氣客於小腸，小腸不得成聚，故後泄腹痛矣。熱氣留於小腸，腸中痛，癉熱焦渴，則堅乾而不得出，故痛而閉不通矣。（出《素問》）

【重點補充】

一、舉痛論的「舉」字，新校本考據當作「卒」字。

二、這段經文是以論寒痛為主。並以按發蹻方法來治療，同時按之痛止，或者反而更疼，或者按之無效，據此以辨識寒痛。

三、炅：考唐韻，古炯切，音頻。集烟：音焗。炎蒸也。熱也。小兒熱也。亦有讀靈的。

四、膜原：有作莫原的，王冰注為「膈膜之原系」。按百病始生篇云：「舍於腸胃之外，募原之間。」太陰陽明論云：「脾與胃以膜相連。」又云：「著於腸胃之膜原。」此以臟腑之間，有膜相遮膈，有系相連接，即是膜原。諸家對膜原注釋，意見不一，例如隱庵云：膜，筋膜也；原，肓之原也。李士材云：膜，脂膜也。原者，肓之原，

腹中空虛之處。可以參考，並進行研究。

五、凡臟腑的真氣，營衛周行，遇冷則痛，遇熱則通，通則不痛，痛則不通，是痛症的規律。

六、末段言熱痛，不是說熱氣的本性主痛，而是說因熱甚而二便閉塞生痛。其痛的原因，乃歸諸於氣之通與不通的焦點上。

【臨床應用】

一、熟讀深思。

二、導引按蹻之術，在臨床上對有些病能收立竿見影的療效，應該專門學習。固不僅用來診斷寒痛。

三、按的方法頗為複雜，大約以歸納為循著經穴按引為原則，而分從逆兩種分法，分陰陽兩種手勢。分裏支與浮支兩種關竅，是比較工巧的技術，在臨床也真能解決某些急迫問題，是值得學習的。

痹　論

【正文】

風寒濕三氣雜至，合而為痹也。其風氣勝者為行痹，寒氣勝者為痛痹，濕氣勝者為著痹也。……肺痹者，煩滿，喘而嘔。心痹者，脈不通，煩則心下鼓，暴上氣而喘，嗌乾，善噫，厥氣上則恐。肝痹者，夜臥則驚，多飲數小便，上為引如懷。腎痹者，善脹，尻以代踵，脊以代

頭。脾痹者，四肢懈惰，發咳嘔汁，上為大塞；腸痹者，數飲而出不得，中氣喘爭，時發飧泄。胞痹者，少腹膀胱按之內痛，若沃以湯，澀於小便，上為清涕。痛者，寒氣多也。有寒故痛也。其不痛不仁者，病久入深，榮衛之行澀，經絡時疏，故不通，皮膚不榮，故為不仁。陽氣少，陰氣多，與病相益，故寒也。陽氣多，陰氣少，病氣勝，陽遭陰，故為痹熱。其多汗而濡者。此其逢濕甚也。陽氣少，陰氣盛，兩氣相感，故汗出而濡也。……凡痹之類，逢寒則急，逢熱則縱。（出《素問》）

【重點補充】

一、這一段經文統說痹症的病因，是由風寒濕三個因素而成的。又統說「逢寒則急，逢熱則縱」，是痹症對於寒熱相感的病變規律。

二、後世論說痹症，大多側重於肌肉手足的方面，例如關節疼痛之類，概以風、寒、濕三者作為論點，而忽視了五臟六腑的痹症，這段經文所論臟腑諸種痹症，是值得我們深省的。

三、痹字不當作「痹」。正宗當作「痹」。痹的含義，閉塞也，不仁也。因為風寒濕的本性屬於陰邪，陰氣糾合病於人體，能使氣血呆滯，或者不能流通，經絡因而閉塞，致成痹。

四、痹症就病因而分類，概分為行痹、痛痹、著痹三個類型。總的來說，其疼痛的地方流走不定者為風痛，亦即行痹，因為風在六淫之中，為陰中的陽邪，其性善行而

多變，以其本性如此，故行痹的症狀也表現如此。

　　痛苦特甚者為寒痛。亦即痛痹。因為陰寒的邪氣，其
性凝固，傷人筋骨肌肉，則氣血因之而凝泣，閉而不通，
不通則疼甚，故其現症如此。

　　其痛重著不移者為濕痛，亦即著痹。因為濕從土化，
其性重著，傷人肌肉，而不在筋骨，故其現症如此。

　　五、脾痹者一小段，李士材注云：「土傷則金傷，故
咳，妻病故夫亦病，故嘔，坤已不升，乾金不降，大寒之
象也。」據內景經論詣諦，應改正為「母病故子亦病，故
嘔」。因為金與土、肺與脾，是母子五行生化的關係，故
經云脾的功能「上則散精於肺」。而肺與肝才是夫妻陰陽
從逆的關係，古代的養生家，在這個觀點上，名之曰「金
公木母」。從而聯繫到脾土與肺金肝木的生剋作用，故用
土臟的真氣以調和金木二臟的刑剋，把三臟氣脈調劑平
衡，名叫「三家歸一」。又運用於醫術方面，在臨床上也
常把脾、肝、肺，聯繫起來施治。例如：扶土生金、以金
制木等方法。

　　六、胞痹的含義，這裏所說的「胞」，不是女子的「胞
中」，而是指的膀胱，按列熙釋名云：「胞者，鞄也，鞄言
空虛也，主以虛承水汋也。」

【臨床應用】

　　一：熟讀深思。

　　二、辨別風、寒、濕三氣合雜的痹病，其中有成分的
多寡問題，分析之後，才能立法施治也才有效，絕對不能

籠統地治療。

三、本篇論痹病，是以三氣雜合，而以一氣勝者為主病，其論點在此。而與靈樞經裏所說的風痹，傷寒論理所說的濕痹，其立論是以一氣而為痹病，與本篇所說的病立意不同。

而周痹篇所說的「神歸之則熱，熱則痛解，痛解則厥，厥則他痹復發，發則如是」。是說寒痹先發、而他痹復發的意思，與本篇所論的主旨，也大不相同，在臨床上切莫混同為一，否則就失之毫釐、謬以千里了。

痿 論

【正文】

肺熱葉焦，則皮毛虛弱急薄，著則生痿躄也。心氣熱，則下脈厥而上，上則下脈虛，虛則生脈痿，樞折挈，脛縱而不任地也。肝氣熱，則膽瀉口苦，筋膜乾，筋膜乾則筋急而攣，發而為筋痿。脾氣熱，則胃乾而渴，肌肉不仁，發而肉痿。腎氣熱，則腰脊不舉，骨枯而髓減，發為骨痿。肺者，臟之長也，為心之蓋也，有所失亡，所求不得，則發肺鳴，鳴則肺熱葉焦。……大經空虛，發為脈痹，傳為脈痿。思想無窮，所願不得，意淫於外；入房太甚。宗筋弛縱，發為筋痿，及為白淫。故《下經》曰：筋痿者，生於肝，使內也。有漸於濕，以水為事，若有所留，居處相濕，肌肉濡漬，痹而不仁，發為肉痿。故《下

經》曰：肉痿者，得之濕地也。有所運行勞倦，逢大熱而渴，渴則陽氣內伐，內伐則熱舍於腎。腎者水臟也。今水不勝火，則骨枯而髓虛，故足不任身，發為骨痿。

……

治痿者，獨取陽明，何也？陽明者，五臟六腑之海，主潤宗筋，宗筋主束骨，而利機關也。衝脈者，經脈之海也，主滲灌溪谷。與陽明合於宗筋。陰陽總宗筋之會，會於氣街，而陽明為之長，皆屬於帶脈，而絡於督脈。故陽明虛，則宗筋縱，帶脈不引，故足痿不用也。（出《素問》）

【重點補充】

一、按：痿論本文在「及為白淫」之下應補入「故《下經》曰：筋痿者，生於肝，使內也」三句。又在「發為肉痿」之下，應補入「故下經曰：肉痿者，得之濕地也」一句。

二、痿症的治法，在本論裏面，最後結局，有下述的幾句經文，應當聯繫起來體會。「帝曰：治之奈何？岐伯曰：各補其滎而通其俞，調其虛實，和其逆順，筋脈骨肉，各以其時受月，則病已矣。」這意思是說，用這些原則去治療痿病，能在臟氣旺盛的季節裏，會痊癒的。例如：肝王甲乙、心王丙丁、脾王戊己，肺王庚辛、腎王壬癸。

三、這段經文裏提出治痿者，獨取陽明一節，是治法的重點。

在臨床上應用這個理論，據經驗證明，是正確的，尤其是對於小兒麻痹症，在發高熱之後，雙足痿躄了，我個人的經驗，根據這段經文的啟發，常用葛根、麥冬、玄參、銀花、白芍、黃芩、熟地、五味子、山萸肉、牛膝、全蠍、雞骨草、娃娃拳、生石膏之類的藥物治療，效果是滿意的（另則配合針療，和外用藥酒摩擦）。

四、這段經文對於痿症病理的論點，統說其因素是屬於熱因，又歸納於虛症的。在實踐中觀察患者的病歷，從開始到發展的過程，是符合這項理論的。因此，對於治痿病，不可把它錯治為痹症，而誤用卒燥大熱的劫藥。

五、「補其榮而通其俞」的含義，是運用於針法的意思。按十二經各有榮穴俞穴，所溜為榮，所注為俞。導致真氣，法當針榮穴，謂之補法。疏通行氣。法當針俞穴，謂之通法。亦即瀉法也。

根據「獨取陽明」的經義，針法以陽明為主，而又當配合所病的經別為輔。例如：筋痿者，補足陽明和足厥陰的榮穴，瀉足陽明足厥陰的俞穴。脈痿者，補足陽明和手少陰的榮穴，瀉其俞穴。肉痿者，補足陽明和足太陰的榮穴，瀉其俞穴。骨痿者，補足陽明和少陽的榮穴，瀉其俞穴，另外配合陽關、血海、陽陵泉、足三里等穴，可以臨症斟酌取用。

六、白淫的含義，是統說男子之白濁、滑精，女子之白帶、白沃。玉機真藏論裏所說的「出白名曰蠱」，所謂「白蠱者」，也與此義同。

【臨床應用】

一、熟讀深思。

二、在臨床上要把痿症和痹症分辨清楚，不可混同施治。

三、痿症並不局限於雙足痿躄不用。即四肢萎弱，舉動不得，猶如委棄不用，皆屬於痿症。此外肺痿、陰痿等也屬於痿症。

四、用藥物治療，須採用清肺潤腎養胃陰和升胃氣之品，禁忌辛竄劫藥，並配合針療。

大惑論

【正文】

不得臥而息有音者，是陽明之逆也。足三陽者下行，今逆而上行，故息有音也。陽明者，胃脈也。胃者六腑之海，其氣亦下行。陽明逆，不得從其道，故不得臥也。《下經》曰：胃不和，則臥不安，此之謂也。（出《素問·逆調論》）

厥氣客於五臟六腑，則衛氣獨衛其外，行於陽不得入於陰，行於陽則陽氣盛，陽氣盛則陽蹻滿，不得入於陰，陰虛故目不瞑。補其不足，瀉其有餘，調其虛實，以通其道，而去其邪，飲以半夏湯一劑，陰陽已通，其臥立至。以流水千里以外者八升，揚之萬遍，取其清五升煮之，炊以葦薪，火沸，置秫米一升，治半夏五合，徐炊，令竭，

為一升半，去其滓，飲汁一小杯，日三，稍益，以知為度。故其病新發者，覆杯則臥，汗出則已矣，久者，三飲而已也。(出《靈樞・邪客篇》)

【重點補充】

一、按這兩段經文李士材本都作大惑論，是刊刻抄傳的錯誤。原來前一段「不得臥而息有音音」，係出素問逆調論篇第三十四。王本在卷九，據新校正云全元起本在第四卷。

後一段「厥氣客於五臟六腑」係出於靈樞的邪客篇。李本也錯簡了。

二、這裏前一段是在《素問・逆調論篇》裏，專說藏氣逆調而為息喘的理論。

按：逆調論的含義，是說人體寒熱水火營衛之氣逆而不調的意思，故寒熱逆而不調，則為煩為痹。水火逆而不調，則為肉爍和攣節。營衛逆而不調，則為肉苛。藏氣逆而不調，則為息喘。

三、按：逆調論篇的本文，在這一段岐伯曰的上面，還有「帝曰：願聞其故」一段，計共六十七字，是逆氣與息喘的分類辨證要領，應當參考，聯繫起來體會。又其中「有不臥不能行而喘者」一句，參考滑伯仁氏注解，以為當作「有不得臥，能行而喘者」。揆諸臨床經驗，我同意滑氏這種體會是正確的。

據上述這種體會，我們只要在實踐中，有憑有據，對於錯簡的經文，可以大膽地提出改正的意見，對於整理經

論，才能有收穫。

四、《下經》是古代的一種醫經著作，現已失亡了。考《史記‧倉公傳》云：「倉公受脈書上下經於陽慶」，或者即是下經。

五、「故息有音也」的含義，原文已自解釋胃氣不和，逆上沖肺，故不能臥而息有音。另有一種起居如故而息有音的，既一般常見的人睡著了鼾聲如雷。

這種現象，其病不是器質性的變化，即不在胃，也不在臟，而是胃氣逆於絡脈，其病勢淺而又微，另外有一種人睡著了口中吹氣，也與此同。總的說來，都是氣逆不調的原因。

六、半夏五合、秫米一升即半夏秫米湯。是治痰涎壅塞、胃氣不得下降而不寐症的方劑。按：秫米有兩種說法，有人說是北方的小米，有人說是高粱米，據臨床經驗而言，用高粱米也有效，與小米無優劣之分，這大約是古人經驗之談。

七、「流水千里以外者八升，揚之萬遍」的含義，即甘瀾水，取其有疏通下達之力，可調和陰陽，詳本草綱目。

【臨床應用】

一、喘息與不得臥的病，有肺、胃、腎三藏的分別。大約起居為故，而息有音者，病在肺絡，是屬於輕的病型。不能臥而息有音者，病在胃而又氣逆於肺，是屬於較重的病型。不能臥，臣則喘者，病在腎而氣逆於肺，是很重的病型。

二、「息」與「喘」是有分別的，「息有音」是「喘」症的初期，也是喘症的開始。而「喘」則是「息有音」的發展，也是超於嚴重的階段，為難治的病了。又息有音其病發於「肺絡」，病機尚淺。不得臥而又息有音，其病發於肺與胃，病機較重，不得臥，臥則喘，其病機在腎，故曰「喘出於腎」。腎為五行生化之源，根本受病，故為難治。在臨床上一定要辨別清楚。

三、半夏秫米湯是祛除痰涎擾心的失眠方劑，不可錯用於血不足或思慮傷脾、或肝虛血燥、或腎陰虧損一類的失眠症。

對胃肺痰症引起的失眠症，溫膽湯加炒棗仁、石菖蒲，導痰湯，蠲飲湯等，皆可採用而化裁之。

方盛衰論

【正文】

肺氣虛，使人夢見白物，見人斬血籍之，得其時，則夢見兵戰。腎氣虛，則使人夢見舟船溺人，得其時，則夢伏水中，若有畏恐。肝氣虛，則夢見菌香生草，得其時，則夢伏樹下不敢起。心氣虛，則夢救火陽物，得其時，則夢燔灼。脾氣虛，則夢飲食不足，得其時，則夢築垣蓋屋。（出《素問》）

淫邪發夢篇

陰氣盛，則夢大水而恐懼。陽氣盛，則夢大火而燔焫。陰陽俱盛，則夢相殺。上盛則夢飛，下虛則夢墮。甚饑則夢取，甚飽則夢予。肝氣盛，則夢怒。肺氣盛，則夢恐懼、哭泣、飛揚。心氣盛，則夢喜笑、恐畏。脾氣盛，則夢歌樂、身體重不舉。腎氣盛，則夢腰脊兩解不屬。

厥氣客於心，則夢見丘山煙火。客於肺，則夢飛揚，見金鐵之奇物。客於肝，則夢山林樹木。客於脾，則夢見丘陵大澤、壞屋風雨。客於腎，則夢臨淵、沒居水中。客於膀胱，則夢遊行。客於胃，則夢飲食。客於大腸，則夢田野。客於小腸，則夢聚邑衝衢。客於膽，則夢鬥訟自刳。客於陰器，則夢接內。客於項，則夢斬首。客於頸，則夢行走而不能前，及居深地窌苑中。客於股肱，則夢禮節拜起。客於胞䐜，則夢溲便。（出《靈樞》）

【重點補充】

一、以上兩段經文，方盛衰論是從五臟真氣的盛衰，以比量的觀點而專說「氣虛」的。因五臟氣虛，故會反射出某些夢幻來，這些夢境雖是幻象，但它因緣於五臟氣虛，故曰「雖幻亦真」。

由於它有五臟實在的物質存在，氣虛和氣盛，都具備虛與盛的作用，所以會反射這些夢境，夢境即是病能，對於診斷虛實，是有參考價值的資料，而不能把它當作迷

信。即使用各種刺激和各種意識的聯合反映，所謂條件反射來解釋它，似乎也還不夠滿意。

淫邪發夢篇，則側重於說「氣盛」，包括五臟真氣的不平衡而言某臟氣盛，又說邪氣客於臟腑，因「邪氣盛」而發生的各種夢幻。其道理也與方盛衰論的立意相同。

二、從近代科學來看，五臟有盛衰，所發生的夢幻，可能是因五臟和六腑之氣，都具備某些放射性的元素，這些夢境可能即是某臟的元素放射的反應現象。因為意識刺激的反射，其條件不一，則夢幻也當不一致，否則，這些衰和盛的夢境，古人統計，不會歸納得如此肯定的。而我們在臨床上常常發現這類病者自訴與經文相對照，也大致不差，從而採作診斷資料，確實有用。

以上是我個人的管見，希望同學們根據這些資料，進行研究。

【臨床應用】

一、在臨床上進行統計。

二、研究氣虛和氣盛的做夢原因，是屬於意識受了刺激的反應，還是屬於五臟本身具有放射性的元素作用，抑或屬於其他因素，透過科學的研究，必然能得出結論。

三、根據夢境，以斷臟腑虛實，是值得在臨床上注意的。而不能平淡視之。

四、研究的資料，在道藏和佛經裏面，可以發掘出可貴的東西，而這些東西是屬於「有部」的。也就是有物質基礎的，不是純粹唯心的空論。

癰疽篇

【正文】

血脈營衛，周流不休，上應星宿，下應經數。寒邪客於經絡之中，則血泣，血泣則不通，不通則衛氣歸之，不得復反，故癰腫。寒氣化為熱，熱勝則腐肉，肉腐則為膿，膿不瀉則爛筋，筋爛則傷骨，骨傷則髓消。不當骨空，不得泄瀉。血枯空虛，則筋骨肌肉不相榮，經脈敗漏，薰於五臟，臟傷故死矣。癰發於嗌中，名曰猛疽，猛疽不治，化為膿，膿不瀉，塞咽，半日死。其化為膿者，瀉則化合豕膏，無令食，三日而已。發於頸，名曰夭疽，其癰大以赤黑，不急治，則熱氣下入淵液。前傷任脈，內薰肝肺，十餘日而死矣。

陽氣大發，消腦留項，名曰腦爍，其色不樂，項痛而如刺以針，煩心者，死不可治。

發於肩及臑，名曰疵癰，其狀赤黑，急治之，此令人汗出至足，不害五臟，癰發四五日，逞焫之。

發於腋下，赤堅者，名曰米疽，治之以砭石，欲細而長，疏砭之，塗以豕膏，六日已，勿裹之。其癰堅而不潰者，為馬刀挾癭，急治之。

發於胸，名曰井疽，其狀如大豆，三四日起，不早治，下入腹，不治，七日死矣。

發於膺，名曰甘疽，色青，其狀如穀實瓜蔞，常苦寒熱，急治之，去其寒熱，十歲死，死後出膿。

　　發於脅，名曰敗疵，敗疵者，女子之病也。灸之，其病大癰膿，治之，其中乃有生肉，大如赤小豆。剉陵、翹草根各一升。以水一斗六升，煮之，竭為取三升，則強飲。厚衣坐於釜上，令汗出至足已。

　　發於股脛，名曰股脛疽，其狀不甚變，而癰膿搏骨，不急治，三十日死矣。

　　發於尻，名曰銳疽，其狀赤堅大，急治之，不治，三十日死矣。

　　發於股陰，名曰赤施，不急治，六十日死。在兩股之內，不治，十日當死。

　　發於膝，名曰疵癰，其狀大癰，色不變，寒熱，如堅石、勿石，石之者死；須其柔，乃石之者生。諸癰之發於節而相應者，不可治也。發于陽者百日死。發於陰者三十日死。

　　發於脛，名曰兔齧，其狀赤至骨，急治之，不治，害人也。

　　發於內踝，名曰走緩，其狀癰也，色不變，數石其輸而止其寒熱，不死。

　　發於足上下，名曰四淫，其狀大癰，不急治之，百日死。發於足傍，名曰厲癰，其狀不大，初如小指，發，急治之，去其黑者，不消輒益，不治，百日死。發於足趾，名曰脫疽，其狀赤黑，死不治；不赤黑，不死。治之不衰，急斬之，不則死矣。

　　營衛稽留於經脈之中，則血泣而不行，不行則衛氣從之而不通，壅遏而不得行，故熱。大熱不止，熱勝，則肉

腐，肉腐則為膿，然不能陷於骨髓，骨髓不為焦枯，五臟
不為傷，故命曰癰。

熱氣淳盛，下陷肌膚，筋髓枯，內連五臟，血氣竭，
當其癰下，筋骨良肉皆無餘，故名曰疽。疽者，上之皮夭
以堅，上如牛領之皮。癰者，其皮上薄以澤。（出《靈
樞》）

白眼青黑，眼小，是一逆也。內藥而嘔者，是二逆
也。腹痛渴甚，是三逆也。肩項中不便，是四逆也。音嘶
聲脫，是五逆也。（出《靈樞・玉版》）

【重點補充】

一、癰疽篇一段經文，是專說外科癰疽的症候和治
法，玉版篇一段經文，是專說癰疽的「五逆」。是瘍醫必
須學習的一部分。

二、猛疽有些類似近世的食道癌，言其猛惡難治，故
曰猛疽，萬氏方用豬板油一斤熬煉出油，去渣，再合蜂蜜
一斤合煉，冷定之後，隨時挑少許咽下，潤瀉並用，有些
效力。治肺熱暴瘖者則療效較大，試驗結果也不如理想，
並用對胃氣弱的人，有些滯胃。

三、甜瓜即瓜蔞。

四、陵即菱，有紅白之分，用紅的為佳，李注亦經驗
也。翹即連翹。甲乙經作赤松子根，另是一物。

五、癰者壅也。疽者阻也，皆為氣血稽留、營衛不通
的症候。以陰陽立論來分別二者，則癰屬陽症，形大而病
根淺，為可治之症。疽屬陰症，其形平陷堅硬，皮色不

變，惡而病根深，為難治或不治的症候。

六、中醫外科治療癰疽，根據內經理論，分別陰陽、虛實、表裏、寒熱，而使用外敷劑和內服劑，配合治療，是外科用藥施治的特點。

【臨床應用】

一、分別各科癰疽的症候，辨清病名。

二、研究外敷劑和內服劑的配合，後世對於陰疽，有些人使用水銀、石青一類的猛劑，應當謹慎使用，尤其對於「跗骨疽」（相當於骨結核）用「中九丸」一類的藥物，特須考慮，因為這類患者，大多腎臟虛，水銀製劑對腎虛的人是禁忌的藥物。

寒熱病篇

【正文】

身有五部，伏兔一；腓二，腓者腨也；背三；五臟之俞四；項五。此五部有癰疽者死。（出《靈樞》）

【重點補充】

一、伏兔是陽明胃經的穴名。在膝上六寸，陽明是多氣多血之經，而伏兔為經以與裏支相通的鎖篇，故生癰疽者死。

二、這五個部位，生了癰疽，也叫做五逆，是以所生

的地方而言症候的善惡。

【臨床應用】

一、著眼在經絡理論，而研究癰疽的善惡。

二、聯繫癰疽篇體會。

玉版篇

【正文】

腹脹，身熱，脈小，是一逆也。腹鳴而滿，四肢清，泄，其脈大，是二逆也。衂而不止，脈大，是三逆也。咳且溲血，脫形，其脈小勁，是四逆也。咳，脫形，身熱，脈小以疾，是謂五逆也。如是者，不過十五日而死矣。其腹大脹，四末清，脫形，泄甚，是一逆也。腹脹，便血，其脈大時絕，是二逆也。咳溲血，形肉脫，脈搏，是三逆也。嘔血，胸滿引背，脈小而疾，是四逆也。咳嘔，腹脹，且飧泄，其脈絕，是五逆也。如是者，不及一時而死。（出《靈樞》）

【重點補充】

一、第一種逆症，在肝脾腫大和有腹水期，發現這種症像是常見的。不只在傷寒變證中才有。

二、第二種逆症，是脈與症候不相合，也就是陰陽相逆的現象。

三、第三種逆症，嘔血不止，則血必傷損，其病在陰分，脈當見芤或沉小。脈大為陽為實，亦屬脈症相反。

四、第四種逆症，其「脈小」尚合於症候，如係「小勁」，則又與症相反了。「勁」字的含義，是脈象硬而近似「弦」的意思。

五、第五種逆症，為氣血兩敗。

六、以上五逆症，大抵在十五天以內即會死亡。十五天的計算，是據太陰曆數，十五日為一個節氣，人與天地的氣節相應，故應死生之機。

七、末一段所說的五逆症，與前說五逆症，共道理相通。不過後段亦說的五逆之症，情況更嚴重，死亡更快。

標本病傳論

【正文】

夫病傳者，心病先心痛。一日而咳，三日脅支痛，五日閉塞不通，身痛體重。三日不已，死。冬夜半，夏日中。肺病喘咳，三日而脅支滿痛，一日身重體痛，五日而脹，十日不已，死。冬日入，夏日出。肝病頭目眩，脅支滿，三日體重身痛，五日而脹，三日腰脊少腹痛，脛酸，三日不已，死。冬日入，夏日食。脾病身痛體重，一日而脹，二日少腹腰脊痛，脛酸，三日背䯗筋痛，小便閉，十日不已，死；冬人定，夏晏食。腎病少腹腰脊痛，胻酸，三日背䯗筋痛，小便閉，三日脅脹，三日兩脅支痛，三日不

已，死。冬大晨，夏晏脯。胃病脹滿，五日少腹腰脊痛，
骺酸，三日背䯒筋痛，小便閉，五日身體重，六日不已，
死；冬夜半後，夏日昳。膀胱病，小便閉，五日少腹脹，
腰脊痛，骺酸，一日腹脹，一日身體痛，二日不已，死；
冬雞鳴，夏下脯。（出《素問》）

【重點補充】

一、本段篇首的「標本論」應作「標本病傳論」，在
《素問》第十八卷六十五論。李士材本刊刻訛誤。

二、標本病傳論的內容，前二節主要是敍述分辨病機
的本標，從而分析本標施治的先後緩急，是很重要的理
論。這一段分做八節，是該論中的後一段，係推論五臟病
機相傳的規律。

應當把全篇經文聯繫起來研究，單獨學習論說傳變，
是不夠用的。且全篇經義的重點還在前半段。另外可以參
考《靈樞經》本神篇和病傳篇，其義相同。

三、䯒與骺同義。腎傳於膀胱腑，所以背䯒筋痛，小
便自閉。

四、日昳在未時，土臟氣衰而不能應王時，故死於日
昳。

【臨床應用】

一、熟讀深思，推求五臟六腑傳變的關係，氣脈流注
的絕續與天地陰陽盛衰相應的關係。從而推論死生時間的
規律。

二、在臨床上觀察統計。

經脈篇

【正文】

手太陰氣絕，則皮毛焦。太陰者，行氣溫於皮毛者也。故氣不榮，則皮毛焦；皮毛焦，則津液去皮節；津液去皮節者，則爪枯毛折；毛折者，則毛先死。丙篤丁死，火勝金也。

手少陰氣絕，則脈不通。脈不通，則血不流；血不流，則髮色不澤，故其面黑如漆紫者，血先死。壬篤癸死，水勝火也。

足太陰氣絕，則脈不榮肌肉。唇舌者，肌肉之本也。脈不榮，則肌肉軟；肌肉軟，則舌痿人中滿；人中滿，則唇反；唇反者，肉先死。甲篤乙死。木勝土也。

足少陰氣絕，則骨枯。少陰者，冬脈也，伏行而濡骨髓者也。故骨不濡，則肉不能著也；骨肉不相親，則肉軟卻；肉軟卻，故齒長而垢，髮無澤，髮無澤者，骨先死。戊篤己死，土勝水也。

足厥陰氣絕，則筋絕。厥陰者，肝脈也，肝者，筋之合也，筋者，聚於陰器，而脈絡於舌本也。故脈弗榮則筋急，筋急則引舌與卵，故唇青舌捲卵縮，則筋先死。庚篤辛死，金勝木也。

五陰氣俱絕，則目系轉，轉則目運；目運者，為志先

死。志先死，則遠一日半死矣。六陽氣絕，則陰與陽相離，離則腠理發洩，絕汗乃出。故旦占夕死，夕占旦死。（出《靈樞》）

【重點補充】

一、這段經文是分說五臟真氣絕竭，死症的病理和病狀，以及由病勢的加重而至於死的發展過程。又統說五陰和六陽氣絕的病狀，以及死亡時間的統計。

二、丙篤丁死、甲篤乙死等的含義，不僅是說四時八節、二十四候，以及陰陽十二時的時間論。當然，人體真氣生旺竭絕，與自然界氣節運轉的關係，據天人合一的觀念來說是肯定的。但死亡的原因尚不止此，還有五臟真氣流注的五行生剋關係，存乎其中，二者結合，才足以統括病因和死因的理論。

例如：手太陰肺氣絕，氣脈流注，循環到丙丁的火臟，火氣旺盛，必刑肺金，後天的丙火，也就是相火相刑，則病勢加重，先天的丁火，也就是先天的君火相刑，則死亡踵至。如果單從干支的時間論以推論肺氣絕者，死於丙丁的「日將」和「時限」，那麼就只說天而不說人了。故曰「丙篤丁死，火勝金也」餘臟類推。

三、五臟的真氣，皆濡於目，氣絕則裏支不出，浮支不入，故目系急而轉運，昏不知人，為五臟所主的五志已死，志散而神亡，故死亡立至。

四、六陽氣絕，大汗亡陽，故曰絕汗。寅卯陽開，從陽之性，發洩於外，陽氣微弱，遇陰而絕，故曰旦占夕

死。酉戌陰盛，陽氣與爭，不勝而外，陰氣微而又危，至子時而不生陽，至寅卯陽開的時候，又不能繼續，因之反而從陽之性，愈加外泄，絕候立至，故曰：夕占旦死。

【臨床應用】

一、結合經絡論和氣化論來體會這段經文的要旨。

二、在臨床上觀察統計，從而預測死亡的時間。

陰陽類論

【正文】

冬三月之病，病合於陽者，至春正月，脈有死徵，皆歸出春。冬三月之病，在理已盡，草與柳葉皆殺春，陰陽皆絕，期在孟春。春三月之病，曰陽殺，陰陽皆絕，期在草乾。夏三月之病。至陰不過十日，陰陽交，期在濂水。秋三月之病，三陽俱起，不治自已，陰陽交合者，立不能坐，坐不能起，三陽獨至，期在石水。二陰獨至，期在盛水。（出《素問》）

【重點補充】

一、這一段經文，是陰陽類論篇第七十九的末一段。重點敘說病症與季節的關係，據此以診斷死期。

二、「病在理已盡，草與柳葉皆殺」的含義，當從王冰注云：「裏謂二陰腎之氣也，然腎病而正月脈有死徵

者，以枯草盡青，柳葉生出，而皆死也。」理，裡也，已，以也，古用同。馬元台、張隱菴、李士材等注皆有商榷之處。

三、「陽殺」的含義，是說患者的陰氣耗散，不能勝陽，而為熱病，到夏至節，陽氣殺物的時候，即會死亡，故為陽殺。

四、「草乾」的含義，是說死期在霜降節草乾的時候。

五、「濂」音廉，薄冰也。冬初也。是說陰陽交易，陰脈見於陽，陽脈見於陰，失其常道，故在濂水之際主死。王冰注為立秋節。

六、「立不能坐、坐不能起」的含義，是說陰陽交合為病，陽勝於陰，故不能坐，陰勝於陽，故坐不能起。

七、「石水」的含義，是說冬月水冰如石的時候。

八、「盛水」的含義，是說正月雨水節的時候。

【臨床應用】

一、研究節氣與疾病生死關係的規律。

二、臨床觀察統計。

診要經終論

【正文】

太陽之脈，其終也，戴眼，反折，瘛瘲，其色白，絕汗乃出，出則死矣。少陽終者，耳聾，百節皆縱，目睘絕

繫，絕繫，一日半死，其死也，色先青白，乃死矣。陽陰
終者，口目動作，善驚，妄言，色黃，其上下經盛，不仁
則終矣。少陰終者，面黑，齒長而垢，腹脹閉，上下不通
而終矣。太陰終者，腹脹閉，不得息，善噫，善嘔，嘔則
逆，逆則面赤，不逆則上下不通，不通則面黑，皮毛焦而
終矣。厥陰終者，中熱，嗌乾，善溺，心煩，甚則舌捲，
卵上縮而終矣。（出《素問》）

【重點補充】

一、診要經終論，全篇敍述經脈與十二月運氣的關
係，並敍述針刺與四季氣候的宜忌，又敍述針刺誤中五臟
裏支的死亡事故。

最末一段敍述六經診脈症的病候。

二、「戴眼」：是目睛上視而不能轉動。「反折」：是
背脊反張。「瘛」：是抽搐。

三、「畏」音群，「目睘絕繫」是說目直視不能轉動。

四、「少陰終者面黑」，是因血敗水枯而本臟色現的
關係。太陰終者亦面黑色，是因土敗不能制水、水氣上泛
的關係。兩者同是面色黑，但在臨床上有很大的差別，不
可混同了。

少陰終的面色黑，其黑如煤煙，枯而不澤。太陰終者
的面色黑，其黑如漆，外籠浮光。

病能篇小結

在這一篇裏，從陰陽、五行、六氣、七情等各方面分析了各種病變的病機，從經絡氣化學說上闡述了各經的「是動所生病」，又辨證論治的原則指導之下，敍述了各種病變的治則，特別是著重在四診八綱和天人相應的客觀法則及醫家「知生必先知死」的觀點上，提出了一系列的「決生死期」的「有、無」觀法。每一個學習中醫的同好，都必須深入地理解它。

學習病能篇到這裏結束了，李士材原輯本的最後一段，對中醫的病能篇，作了如下的按語，對我們正確理解中醫的病能與治則有很大的幫助，並抄錄如下，以供學習：

「人之有病猶樹之有蠹也，病之有能，猶蠹之所在也。不知蠹之所在，遍樹而斫之，蠹未必除，而樹先槁矣。不知病之所在，廣絡而治之，病未必去，而命先盡矣。故病能置蹟，即較若列眉，猶懼或失之，病能未彰，而試之藥餌，吾不忍言也。世醫矜家傳之秘，時醫誇歷症之多，悻悻賣俗而不知其非。叩之三因自與其所變，翻以為贅，是不欲知蠹之所在，而弟思斫樹以為功者，噫！亦慘矣。」

尾　語

　　《內經》是中醫學有關生理、病理、醫理的總合，內容廣泛而深奧，它不僅包括了古人同疾病作抗爭的經驗，而且還包括了古人法象天地，把握陰陽，和於術數，起居法時，服藥餌、通神明……一系列轉盈卸神、養生保健的學說。

　　古人的這些寶貴經驗，一方面透過生產爭鬥經驗和某些比較原始的解剖，但主要的還是在東方哲學最基本的陰陽五行學說的指導之下，根據天人合一的觀點，用遠觀近擇的方法，以及在煉氣修脈的內視功夫中，由若干年的積累，而歸納演繹出來的。

　　它有一套獨特的推理方法，在生理、病理、醫理上，除了著重形質上的探究以外，更主要的是它一時一刻也沒脫離內景化論來討論問題。以陰陽五行為體，以經絡氣化為用，把人身五臟六腑、表裏內外、四肢面骸體作為一個有機整體來研究，這是中醫學的獨特優點，這是一個真理。這個真理歷經數千年實踐的考驗，即在今世科學昌明的時代，仍不失其應有的光輝。

　　因《內經》就是這樣的一部偉大著作，每一個學習中醫理論與實際的人都必須深入地研究它，並加以繼承，然

後通過實踐，再加以發揮提高。

　　《內經知要》所輯各篇，雖然在經文篇章的取捨和佈局上，還有些值得推敲之處，但就已輯入的各章節來看，仍然不失為《內經》的主要精粹，在搞通《內經知要》的基礎上，再進一步研究《內經》全文，結合中醫及其他有關經卷，一步一步地研究下去，自然會有所得。《內經知要》到此講完了，謹改數點，以共勉之。

　　《內經知要述義》全部終。

周潛川

編寫於太原山西省中醫研究所，時在一九六零年元月十四日。

整理者說明

　　一九六零年前後，先父周潛川大夫曾應邀在山西、河北和遼寧等地講學。對象是西醫學習中醫的學員。本書是當時的講稿。「文化大革命」前，某出版社已安排出這本書。後因「文化大革命」，先父身懷冤獄，不幸病故。十一屆三中全會後，其冤案得到了徹底平反。這本《內經知要述義》也才得以與讀者見面。前後事隔二十七年，此書竟成了先父的遺著。

　　先父周潛川醫師生前從事中醫、中藥和氣功方面的研究，其著作的約有兩百萬字。至今已出版和再版的有《氣功藥餌療法與救治偏差手術》、《峨眉十二莊釋密》和《峨眉天罡指穴法》。這本《內經知要述義》是經「文化大革命」後，以倖存下來的手稿為藍本整理的。為了保持原貌，仍沿用講義的形式出版。今後，我們將陸續整理先父的其他遺著《陰陽大論》、《中醫證治》、《針灸品》和《二十部脈法詳解》等。以獻給人民的保健，實現先父的遺願。

　　應當說明的是，先父的遺著在他的生前大部都幾經修改，基本定稿，有的已列印成冊，在內部交流。如《峨眉天罡指穴法》和本書都是如此。這次的整理無非是個別字句的校定而已。

周巢父　周懷姜於北京

一九八六年十月

養生保健 古今養生保健法 強身健體增加身體免疫力

 醫療養生氣功 定價250元
 中國氣功圖譜 定價250元
 少林醫療氣功精粹 定價250元
 龍形實用氣功 定價220元
 魚戲增視強身氣功 定價220元
 道家玄牝氣功 定價200元
 仙家秘傳祛病功 定價160元

 少林十大健身功 定價180元
 中國自控氣功 定價250元
 醫療防癌氣功 定價250元
 醫療強身氣功 定價250元
 醫療點穴氣功 定價250元
 中國八卦如意功 定價180元
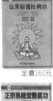 正宗馬禮堂養氣功 定價420元

 道家秘傳內丹功 定價300元
 三元開慧功 定價250元
 防癌治癌新氣功 定價180元
 真定與佛家氣功修練 定價200元
 顛倒之術 定價360元
 簡明氣功辭典 定價360元
 八卦三合功 定價230元

 朱砂掌健身養生功 定價250元
 抗老功 定價230元
 意氣按穴排濁自療法 定價250元
 健身祛病小功法 定價200元
 張氏太極混元功 定價250元
 中國少林禪密功 定價200元
 郭林新氣功 定價400元

 太極 定價280元
 現代原始氣功 定價400元
 開脈太極 定價300元
 定價300元
 太極內功養生法 定價180元
 無極養生氣功 定價200元
 小周天健康法 定價200元

 易筋經 定價350元
 洗髓經 定價400元
 精功易筋經 定價200元
 武當張門七心活氣功 定價280元
 手杖健身法 定價200元
 武當道教養生導引術 定價180元
 武當道教養生長壽功 定價200元

 太極拳內功養生心法 定價280元
 意拳 定價280元
 靜坐要訣 定價200元

老拳譜新編

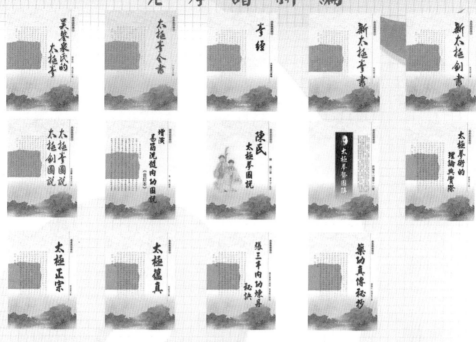

- 吳鑾最氏的太極拳
- 太極拳全書
- 拳經
- 新太極拳書
- 新太極劍書
- 太極拳圖說 太極劍圖說
- 增演 易筋洗髓內功圖說（合訂本）
- 陳氏太極拳圖說
- 太極拳術圖解
- 太極拳術的理論與實際
- 太極正宗
- 太極蘊真
- 張三丰內功煉身祕訣
- 藥功真傳秘抄

武學釋典

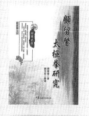
顧留馨太極拳研究

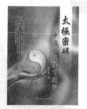
太極密碼

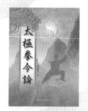
太極拳今論

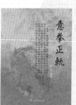
意拳正軌

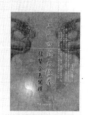
三四二式太極拳

汪永泉

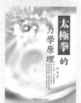
太極拳的力學原理

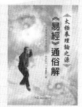
《易經》通俗解

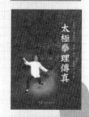
太極拳理傳真

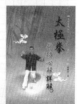
太極拳

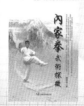
內家拳武術探微

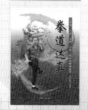
拳道述真

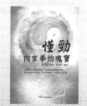
懂勁 內家拳的瑰寶

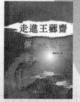
走進王薌齋

運動精進叢書

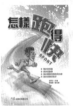
定價200元

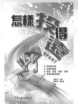
定價180元

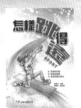
定價180元

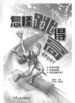
定價180元

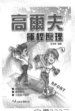
定價220元

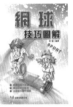
定價220元

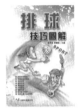
定價230元

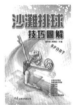
定價230元

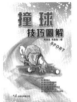
定價230元

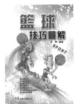
定價220元

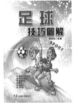
定價230元

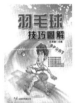
定價220元

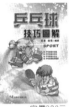
定價220元

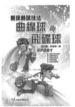
定價300元

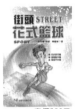
定價280元

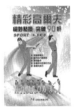
定價330元

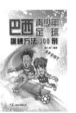
定價230元

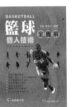
定價300元

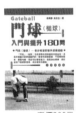
定價230元

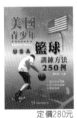
定價280元

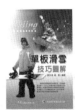
定價350元

定價280元

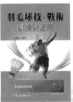
定價280元

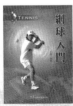
定價250元

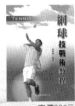
定價220元

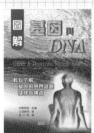

定價230元

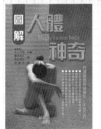

定價230元

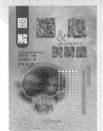

定價230元

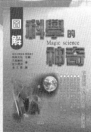

定價230元

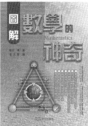

定價250元

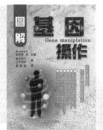

定價230元

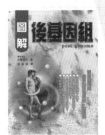

定價230元

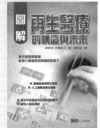

定價230元

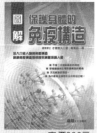

定價230元

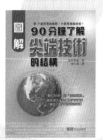

定價280元

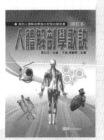

定價200元

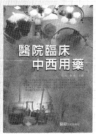

定價550元

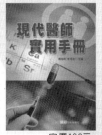

定價400元

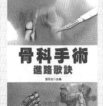

定價220元

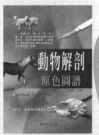

定價250元

品冠文化出版社

太極武術教學光碟

 太極功夫扇
五十二式太極扇
演示：李德印 等
(2VCD)中國

 夕陽美太極功夫扇
五十六式太極扇
演示：李德印 等
(2VCD)中國

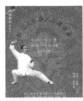
陳氏太極拳及其技擊法
演示：馬虹(10VCD)中國
陳氏太極拳勁道釋秘
拆拳講勁
演示：馬虹(8DVD)中國
推手技巧及功力訓練
演示：馬虹(4VCD)中國

 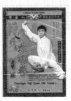 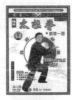
陳氏太極拳新架一路
演示：陳正雷(1DVD)中國
陳氏太極拳新架二路
演示：陳正雷(1DVD)中國
陳氏太極拳老架一路
演示：陳正雷(1DVD)中國
陳氏太極拳老架二路
演示：陳正雷(1DVD)中國
陳氏太極推手
演示：陳正雷(1DVD)中國
陳氏太極單刀・雙刀
演示：陳正雷(1DVD)中國

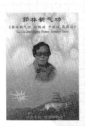 **郭林新氣功**
(8DVD)中國

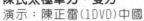 本公司還有其他武術光碟
歡迎來電詢問或至網站查詢
電話：02-28236031
網址：www.dah-jaan.com.tw

原版教學光碟

歡迎至本公司購買書籍

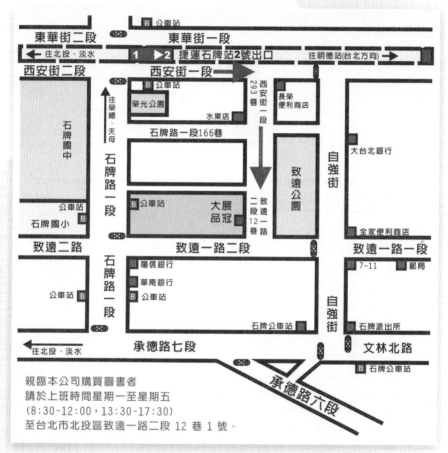

親臨本公司購買圖書者
請於上班時間星期一至星期五
(8:30~12:00，13:30~17:30)
至台北市北投區致遠一路二段 12 巷 1 號。

建議路線
　1.搭乘捷運．公車
　　　淡水線石牌站下車，由石牌捷運站２號出口出站(出站後靠右邊)，沿著捷運高架往台北方向走(往明德站方向)，其街名為西安街，約走100公尺(勿超過紅綠燈)，由西安街一段293巷進來(巷口有一公車站牌，站名為自強街口)，本公司位於致遠公園對面。搭公車者請於石牌站(石牌派出所)下車，走進自強街，遇致遠路口左轉，右手邊第一條巷子即為本社位置。

　2.自行開車或騎車
　　　由承德路接石牌路，看到陽信銀行右轉，此條即為致遠一路二段，在遇到自強街(紅綠燈)前的巷子(致遠公園)左轉，即可看到本公司招牌。

國家圖書館出版品預行編目資料

內經知要述義 / 周潛川著.
　—初版，—臺北市，品冠文化，2014 [民 103.02]
　　面；21公分—（壽世養生；12）
　　ISBN　978-986-5734-01-5（平裝）
　1、內經　2、注釋　3、中醫典籍
　413.11　　　　　　　　　　　　　　102025503

內 經 知 要 述 義

著　　　者／周 潛 川
責任編輯／劉 文 哲
發 行 人／蔡 孟 甫
出 版 者／品冠文化出版社
社　　　址／臺北市北投區（石牌）致遠一路 2 段 12 巷 1 號
電　　　話／（02）28233123，28236031，28236033
傳　　　真／（02）28272069
郵政劃撥／19346241
網　　　址／www.dah-jaan.com.tw
E - m a i l ／service@dah-jann.com.tw
登 記 證／北市建一字第 227242 號
承 印 者／傳興印刷有限公司
裝　　　訂／承安裝訂有限公司
排 版 者／菩薩蠻數位文化有限公司
授 權 者／山西人民出版社
初版 1 刷／2014 年（民 103 年）02 月

定價／240元

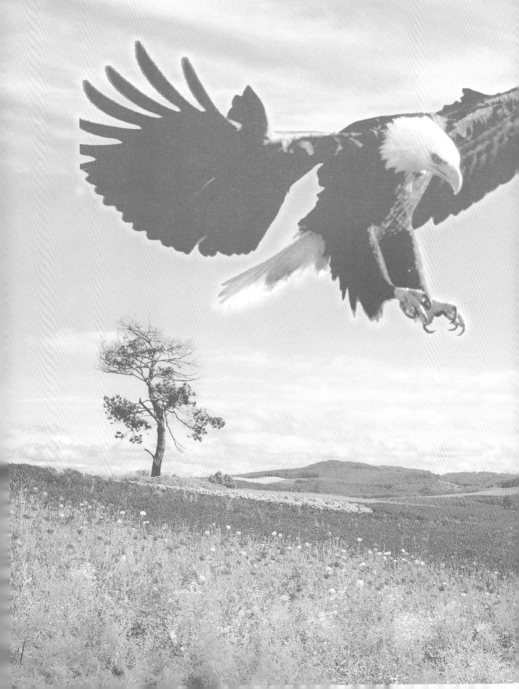

大展好書　好書大展
品嘗好書　冠群可期

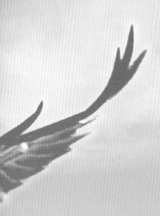